AF388479

Hendrik Heitland

Anforderungen und Umsetzung eines betrieblichen Gesundheitsmanagements

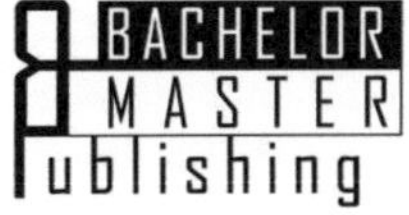

Heitland, Hendrik: Anforderungen und Umsetzung eines betrieblichen Gesundheitsmanagements. Hamburg, Bachelor + Master Publishing 2015
Originaltitel der Abschlussarbeit: Anforderungen und Umsetzung eines betrieblichen Gesundheitsmanagements

Buch-ISBN: 978-3-95820-443-0
PDF-eBook-ISBN: 978-3-95820-943-5
Druck/Herstellung: Bachelor + Master Publishing, Hamburg, 2015
Zugl. Universität Bremen, Bremen, Deutschland, Bachelorarbeit, Juni 2009

Bibliografische Information der Deutschen Nationalbibliothek:
Die Deutsche Nationalbibliothek verzeichnet diese Publikation in der Deutschen Nationalbibliografie; detaillierte bibliografische Daten sind im Internet über http://dnb.d-nb.de abrufbar.

INHALTSVERZEICHNIS

Abstract

1986 schuf die Weltgesundheitsorganisation mit der „Ottawa-Charta" eine Basis für das betriebliche Gesundheitsmanagement, indem auf die vorherrschenden Sichtweisen von Gesundheit und Arbeitsbelastungen reagiert wurde. Diese wurde durch die - auf die EG-Rahmenrichtlinie zum Arbeitsschutz aufbauende - Luxemburger Deklaration zur Gesundheitsförderung in der Arbeitswelt erweitert. Gesundheitsförderung, Arbeitsschutz und Gesundheitsmanagement sind allerdings nicht strikt voneinander zu trennen, sondern als sich untereinander ergänzende Systeme anzusehen, für deren Interventionen das Modell der Salutogenese nach Aaron Antonovsky eine wichtige Grundlage zum Verständnis der Entstehung von Gesundheit bildet.

Bei der Implementierung eines betrieblichen Gesundheitsmanagements müssen eine ganze Reihe von hierfür notwendigen Anforderungen beachtet werden. So müssen z.B. der individuelle Bedarf, die jeweiligen Interessenslagen und Perspektiven, diverse rechtliche Rahmenbedingungen, tätigkeitsspezifische gesundheitliche Risiken und Ressourcen sowie innerbetriebliche Anforderungen etc. in das Konzept mit einbezogen werden. Daraufhin kann das Gesundheitsmanagement unter Berücksichtigung von Qualitätskriterien und den möglichen Handlungsfeldern gestartet werden. Hierbei werden zunächst die Ziele benannt und ein Steuerkreis gebildet, der u.a. den Maßnahmenbedarf analysiert, die Interventionen durchführt und sie anschließend evaluiert.

Durch ein systematisches Review konnten die positiven Auswirkungen von diversen Interventionen im Rahmen des betrieblichen Gesundheitsmanagements nachgewiesen werden. Doch auch der betriebswirtschaftliche Nutzen wurde anhand von Senkungen der krankheitsbedingten Fehlzeiten und einer Verringerung der Krankenkosten aufgezeigt. Somit ist ein betriebliches Gesundheitsmanagement als positiv zu bewerten, insofern es gründlich geplant und systematisch durchgeführt wird.

1. Einleitung

Neben einer Vielzahl von Aspekten stellt auch der Arbeitsplatz einen ganz wesentlichen Faktor dar, der die Gesundheit eines Menschen beeinflussen kann. Hieraus ergibt sich sowohl für die Arbeitgeber, als auch für den Mitarbeiter selbst der Wunsch, die Arbeitsfähigkeit möglichst nachhaltig zu bewahren. Dies ist nicht zuletzt auch im Interesse der Krankenkassen, die sich eine Reduktion der Leistungsinanspruchnahme und somit eine Kostenverringerung erhoffen. Hieran soll ein betriebliches Gesundheitsmanagement durch gesundheitsfördernde und präventive Maßnahmen ansetzen. Daraus ergibt sich auch eine signifikante Public-Health-Relevanz, da der Arbeitsplatz eine wichtige Umgebung in der Lebenswelt der Menschen darstellt und sich Effekte der Maßnahmen auf die Lebensqualität des Beschäftigten auswirken könnten. Dabei stellt sich jedoch die Frage, ob ein betriebliches Gesundheitsmanagement überhaupt einen Nutzen hat, wobei ich von der These ausgehe, dass die Implementierung sowohl für das Unternehmen, als auch für die Mitarbeiter von Vorteil ist.

Um diese Frage zu klären, werden unter Punkt 2 zunächst die Grundlagen dargestellt, auf denen das Konzept des Gesundheitsmanagements basiert und erste, hierfür wichtige Begriffe erläutert. Um eine Basis für das konzeptionelle Verständnis zu schaffen, wird in Punkt 2.1 auf den Zusammenhang von Arbeitsschutz, Gesundheitsförderung und Gesundheitsmanagement eingegangen. Anschließend wird unter Punkt 2.2 mit dem Modell der Salutogenese nach Aaron Antonovsky die wohl wichtigste theoretische Grundlage für die Auffassung der Entstehung von Gesundheit und somit auch der Ermittlung des Maßnahmenbedarfs erläutert.

In Punkt 3 werden erste allgemeine Aspekte und Perspektiven von Beteiligten beschrieben, die die Einführung eines betrieblichen Gesundheitsmanagements notwendig machen könnten. Dies leitet zu den unterstützenden rechtlichen Rahmenbedingungen in Punkt 3.1 über, worin zudem ein hieran ansetzender und verbindlicher Präventionsleitfaden der Krankenkassen vorgestellt wird. Da hierbei die Begriffe „Prävention" und „Gesundheitsförderung" fundamentale Aspekte des betrieblichen Gesundheitsmanagements darstellen, sollen diese unter Punkt 3.2 definiert und die gemeinsamen Berührungspunkte herausgearbeitet werden. Hierfür ergeben sich sowohl aus den gesundheitlichen Risiken und Ressourcen der Arbeitstätigkeit, als auch aus dem innerbetrieblichen Kontext verschiedene Anforderungen, die in den Punkten 3.3 und 3.4 dargestellt werden.

Nachdem mit den Grundlagen und den diversen Anforderungen die Ausgangslage für die Umsetzung des betrieblichen Gesundheitsmanagement erläutert wurde, sollen unter Punkt 4 die hierbei wichtigen Qualitätskriterien dargestellt und in Punkt 4.1 mögliche Handlungsfelder aufgezeigt werden. Schließlich wird dann bei Punkt 4.2 das konkrete Vorgehen in der Praxis erklärt und daraufhin das gesetzlich vorgeschriebene betriebliche Eingliederungsmanagement in Punkt 4.3 erläutert, da dies auch als ein wichtiges Instrument für das Gesundheitsmanagement dienen kann. Unter Punkt 4.4 stelle ich drei Umsetzungsbeispiele aus der Praxis vor, die den bisherigen theoretischen Ablauf verdeutlichen.

Nachdem ich mit Bezug auf meine Fragestellung unter Punkt 5 die empirischen Ergebnisse zu den Auswirkungen der Interventionen im Rahmen des betrieblichen Gesundheitsmanagement und deren ökonomischen Nutzen dargelegt habe, diskutiere ich in Punkt 6 die Ergebnisse und schließe mit meinem Fazit ab.

2. Grundlagen

Noch immer wird Gesundheit häufig als der Normalzustand angesehen und durch die bloße Abwesenheit von Krankheit erklärt. Bereits im Jahre 1946 definierte die World Health Organization (WHO) den Begriff „Gesundheit" in ihrer Konstitution jedoch als *„Zustand völligen körperlichen, seelischen und sozialen Wohlbefindens und nicht nur die Abstinenz von Krankheit und Gebrechen".* (vgl. World Health Organization, 2006, S. 1) Dieses Verständnis wurde 1986 in der von 240 Teilnehmern aus 35 Ländern verabschiedeten „Ottawa-Charta" weiterentwickelt, deren Ziel es war, jedem Menschen einen selbstbestimmten Umgang mit Gesundheit zu ermöglichen, sowie eine gesundheitsförderliche Lebens- und Arbeitswelt zu erzeugen. Demnach hat Gesundheitsförderung zum Ziel, *„(…) allen Menschen ein höheres Maß an Selbstbestimmung über ihre Gesundheit zu ermöglichen und sie damit zur Stärkung ihrer Gesundheit zu befähigen. (…) Die sich verändernden Lebens-, Arbeits- und Freizeitbedingungen haben entscheidenden Einfluss auf die Gesundheit. Die Art und Weise, wie eine Gesellschaft die Arbeit, die Arbeitsbedingungen und die Freizeit organisiert, sollte eine Quelle der Gesundheit und nicht der Krankheit sein. Gesundheitsförderung schafft sichere, anregende, befriedigende und angenehme Arbeits- und Lebensbedingungen."*

Hierdurch schuf die WHO eine Basis für das betriebliche Gesundheitsmanagement, indem auch auf die bis dahin vorherrschende Sichtweise von Arbeitsbelastungen reagiert wurde. Nach denen war die Krankenquote eines Betriebes häufig das einzige Indiz für den Gesundheitszustand der Belegschaft, bei dem pathogene Faktoren durch physikalische, chemische, biologische oder physische Einwirkungen erklärt wurden. Im Laufe der Zeit sank durch die kontinuierliche Verbesserung des Arbeitsschutzes zwar die Prävalenz der durch diese Einwirkungen verursachten Erkrankungen, jedoch nahm die Inzidenz von Erkrankungen durch psychosoziale Belastungen in der Arbeitswelt deutlich zu. Zudem reagierte die Zielsetzung der WHO auf eine sich verändernde gesellschaftliche Wertevorstellung von Gesundheit, in der eine stärkere Berücksichtigung der Work-Life-Balance erforderlich wurde: *„Als zukunftsweisendes Verständnis von Gesundheit betrachtet man hierbei das Individuum ganzheitlich systemisch in einer vernetzten Person-Umwelt Konstellation. Nur bei angemessener, d.h. ausgeglichener Gewichtung der verschiedenen Teilbereiche des menschlichen Lebens lässt sich langfristig Gesundheit im umfassenden Sinn herstellen und erhalten."* (vgl. Meifert/Kesting, 2004a, S. 4 ff)

Im Jahre 1997 wurde von der Europäischen Union eine Deklaration zur betrieblichen Gesundheitsförderung verfasst, die auf die EG-Rahmenrichtlinie Arbeitsschutz aufbaut und Bezug auf die Bedeutung des Arbeitsplatzes als Handlungsfeld der öffentlichen Gesundheit (Public Health) nimmt. Ziel ist es, zwecks eines Erfahrungsaustausches über die betriebliche Gesundheitsförderung ein europaweites Netzwerk von Unternehmen aufzubauen, sowie positive Praxisbeispiele zu veröffentlichen und zu fördern. Nach Definition dieser Deklaration umfasst betriebliche Gesundheitsförderung *„(…) alle gemeinsamen Maßnahmen von Arbeitgebern, Arbeitnehmern und Gesellschaft zur Verbesserung von Gesundheit und Wohlbefinden am Arbeitsplatz."*

Zudem sei es das Ziel, die persönlichen Gesundheitspotentiale der Mitarbeiter zu stärken, um eine höhere Motivation und bessere Arbeitsmoral, bzw. ein besseres Arbeitsklima innerhalb einer Belegschaft zu erhalten. Hierfür notwendige Präventivmaßnahmen zur Verhütung von z.B. arbeitsbedingten Krankheiten, Arbeitsunfällen und Stress etc. machen die Vernetzung von Arbeitsschutz und Gesundheitsförderung deutlich. Allerdings profitieren nicht nur die Arbeitnehmer von einem ganzheitlichen Gesundheitsmanagement, sondern auch die Unternehmen selbst können dadurch u.a. krankheitsbedingte Kosten senken, ihre Produktivität steigern und den Herausforderungen einer sich wandelnden Arbeitswelt - z.B. aufgrund einer älter werdenden Personalstruktur etc. – be-

gegnen. (vgl. Europäisches Netzwerk für betriebliche Gesundheitsförderung, 2007, S. 2)

2.1 Zum Zusammenhang zwischen Arbeitsschutz, Gesundheitsförderung und Gesundheitsmanagement

Im Sinne eines ganzheitlichen Gesundheitsmanagements ist es von großer Bedeutung, die ineinandergreifenden Zusammenhänge zwischen Arbeitsschutz, Gesundheitsförderung und Gesundheitsmanagement nicht grundlegend voneinander abzugrenzen. So hat auch der Arbeitsschutz zum Ziel, die Gesundheit von Mitarbeitern zu erhalten und zu fördern: *„Arbeitsschutz ist die Bewahrung von Leben und Gesundheit in Verbindung mit der Berufsarbeit (…) und zugleich auch Schaffung und ständige Verbesserung von Voraussetzungen, dass die Arbeit insgesamt den körperlichen, geistigen und seelischen Kräften des Beschäftigten entspricht (…)."* Hiermit behandelt der Arbeitsschutz zum einen den Präventivaspekt, indem z.B. arbeitsbedingte Erkrankungen oder Unfälle und Verletzungen verhütet werden sollen, zum anderen hat er aber auch die Gesundheitsförderung durch eine Steigerung der salutogenen personalen und organisationalen Ressourcen der Mitarbeiter zum Gegenstand. Die Inhalte und Ziele eines ganzheitlichen Arbeitsschutzes im Sinne von „Sicherheit und Gesundheitsschutz" werden im englischen Sprachgebrauch daher durch den Begriff „safety and health" viel präziser widergegeben. (vgl. Pieper/Vorath, 2005, S. 18 ff)

Das betriebliche Gesundheitsmanagement hat somit nicht zum Ziel, den Arbeitsschutz zu ersetzen, sondern gemeinsam mit den hierfür wichtigen Akteuren – zu denen insbesondere auch die Arbeitsschutzexperten gehören - nach umfassenden Lösungen für die gesundheitlichen Probleme in der Arbeitswelt zu suchen. Allerdings war es sowohl in der betrieblichen Gesundheitsförderung, als auch im traditionellen Arbeitsschutz lange Zeit üblich, lediglich zeitlich befristete oder vereinzelte

Maßnahmen zur Verhaltensänderung – z.B. bei Ernährung, Bewegung, Genussmittelkonsum etc. - zu ergreifen. Ähnlich dem Prinzip der seit 1997 entwickelten Arbeitsschutzmanagementsystemen, zielt nun jedoch auch das betriebliche Gesundheitsmanagement darauf ab, als systematisiertes Führungsinstrument in das Betriebsgeschehen eingebunden zu werden: *„(...) Unter betrieblichem Gesundheitsmanagement [verstehen wir] die Entwicklung integrierter betrieblicher Strukturen und Prozesse, die die gesundheitsförderliche Gestaltung von Arbeit, Organisation und dem Verhalten am Arbeitsplatz zum Ziel haben und den Beschäftigten wie dem Unternehmen gleichermaßen zugute kommen.“* (vgl. Badura/Ritter/Scherf, 1999, S. 16 f)

Ein Vorteil liegt hierbei in der relativ freien Gestaltung der Methodik, da eine individuell auf das Unternehmen zugeschnittene Ausführung möglich ist, während der Arbeitsschutz oftmals an enge Vorschriften und Gesetze gebunden wird. Dies beeinflusst auch die Akzeptanz der Maßnahmen seitens der Betriebsführung oder der Mitarbeiter, da das individuelle Gesundheitsmanagement auf Freiwilligkeit beruht und gegebenenfalls auch weniger (Personal-)Aufwand betrieben werden muss. Trotzdem bildet es zusammen mit dem Arbeitsschutz und der Gesundheitsförderung ein sich untereinander ergänzendes System, welches über die Individualprävention hinausgeht und den Betrieb als Lebensraum mit salutogenen Ressourcen und pathogenen Risiken wahrnimmt. So sollen nicht nur objektive Folgen, wie z.B. Berufskrankheiten oder Arbeitsunfälle vermieden, sondern auch subjektive Faktoren verbessert werden, wie z.B. durch Vermeidung von psychosozialen Belastungen oder der Steigerung von Arbeitsmotivation und –zufriedenheit. (vgl. Janssen/Kentner/Rockholtz, 2004, S. 42 f)

2.2 Salutogenese nach Aaron Antonovsky

Eine der wichtigsten Aufgaben im betrieblichen Gesundheitsmanagement ist also die Förderung der individuellen Ressourcen zur Erhaltung und (Wieder-)Herstellung von Gesundheit. Ein solcher Ansatz gestaltet sich jedoch schwierig, da die mit einer bestimmten Tätigkeit einhergehenden Belastungen und Beanspruchungen subjektiv immer unterschiedlich wahrgenommen werden. Interne Faktoren, also die physische oder psychische Verfassung eines Menschen, haben somit einen großen Einfluss auf das Erleben und die Verarbeitung externer Einflüsse, wie z.B. physikalische, institutionelle, soziale oder ökologische Einwirkungen. Dieser Zusammenhang sollte jedoch nicht nur als Ursache zur Entstehung von Krankheiten verstanden werden, denn hieraus ergeben sich auch gesundheitsfördernde, -erhaltende und –herstellende personale Ressourcen. Für dieses Verständnis ist das Modell der Salutogenese nach Antonovsky von grundlegender Bedeutung. (vgl. Lasshofer, 2006, S. 35)

Der israelisch-amerikanische Medizinsoziologe Aaron Antonovsky (1923 – 1994) führte Anfang der 1970er Jahre eine Untersuchung zu den Auswirkungen der Menopause bei zentraleuropäischen Frauen der Geburtsjahrgänge 1914 bis 1923 durch. Eine Gruppe dieser Frauen verschiedener ethnischer Herkunft bestand aus Überlebenden der nationalsozialistischen Konzentrationslager, die Antonovsky auf deren gesundheitlichen Zustand untersuchte. Zwar stellte sich erwartungsgemäß heraus, dass die Kontrollgruppe der Nicht-Inhaftierten in ihrer Gesundheit weitaus weniger beeinträchtig war, „(…) [*aber*] *immerhin 29% (!) der inhaftierten Frauen berichteten trotz dieser traumatischen Erlebnisse über eine relativ gute psychische Gesundheit. Antonovsky fragte sich, wie es diese Frauen geschafft hatten, trotz der extremen Belastungen gesund zu bleiben. Dieser Perspektivenwechsel sollte seine ganze weitere Forschungstätigkeit bestimmen (…)*", in dessen Folge er das Konzept der

Salutogenese erarbeitete. (vgl. Bengel/Strittmatter/Willmann, 2001, S. 20)

Antonovsky wollte hierdurch einen Paradigmenwechsel im Verständnis des Zusammenhangs von Gesundheit und Krankheit erreichen. Nach seiner Auffassung wurde „Krankheit" durch zu objektive Parameter definiert, die keinen Raum für das subjektive Empfinden des eigenen gesundheitlichen Zustands lassen. Gesundheit sei demnach niemals eindeutig von Krankheit abzugrenzen, sondern müsse weitere Zwischenschritte zulassen, in denen der eigene gesundheitliche Zustand eigeordnet werden kann. *„Als Kriterium dafür, wo auf dem Kontinuum von Gesundheit und Krankheit eine Person eingestuft wird, müssen mehrere Dimensionen herangezogen werden: der subjektiv empfundene Schmerz, die funktionalen Einschränkungen von Sinnen und Bewegungen und die Spielräume des sozialen Handelns."*

In diesem Sinne ist Gesundheit auch nicht als der Normalzustand, bzw. Krankheit als simple Abweichung davon zu verstehen, sondern als ein ausbalanciertes Zusammenspiel der individuellen internen und externen Risiko- und Schutzfaktoren. Je nach Gewichtung der belastenden, entlastenden, schützenden und unterstützenden Einwirkungen wird die Gesundheit also positiv oder negativ beeinflusst und verändert. So stand für Antonovsky beim Modell der Salutogenese die Frage im Vordergrund, was nach diesem Beispiel das Pendel in Richtung Gesundheit schlagen lassen könnte, bzw. eine zumindest ausgewogene Balance zwischen Gesundheit und Krankheit erhält. *„Der Begriff „Salutogenese" soll ein Gegenbegriff zu „Pathogenese" sein. Hiermit möchte Antonov-sky programmatisch zum Ausdruck bringen, dass die zentrale Frage-stellung seines theoretischen Modells nicht ist, wie Krankheiten zustande kommen und sich entwickeln, sondern vielmehr, warum Menschen trotz einer Vielzahl von gefährdenden und belastenden Faktoren (…) gesund bleiben und Störungen der Gesundheit positiv ausgleichen können."*

Hierfür müsse der Mensch über Widerstandsressourcen verfügen, die die Person dazu befähigen, belastende soziale und biologische Risiken erfolgreich zu bekämpfen oder damit zurechtzukommen. So können z.B. die physikalischen und biologischen Ressourcen des eigenen Körpers gegen Krankheitserreger und Stressoren immunisieren oder kognitive und emotionale Faktoren wie Rationalität und Flexibilität dabei helfen, sich an Lebensbedingungen besser anzupassen. Auch die direkte oder indirekte soziale Umwelt trägt dazu bei, Widerstandsressourcen zu bilden, indem die Person z.B. Unterstützung aus ihrem sozialen Umfeld erfährt oder kulturell gut integriert ist, wodurch sie eine bestimmte Position innerhalb der Gesellschaft erlangt und ihr das eigene Handeln sinnhaft erscheint. Des Weiteren darf man die Bedeutung des materiellen Bereiches nicht unterschätzen, da durch ausreichende finanzielle Mittel z.B. ein gesundheitlicher Schutz, physische Sicherheit oder gesunde Ernährung etc. erwerbbar wird, was einen starken Einfluss auf das Wohlbefinden einer Person haben kann. (vgl. Hurrelmann, 2003, S. 55 f)

Die Existenz dieser Widerstandsressourcen bei einer Person, stellt eine hauptursächliche Bedingung zur Entwicklung des Kohärenzsinns dar, unter dem *„(…) die allgemeine Grundhaltung eines Individuums [verstanden wird], die Welt und das eigene Leben als zusammenhängend und sinnvoll zu erleben. In diesem Sinne (…) [dient] das Kohärenzgefühl als Indikator dafür, wie gut Menschen in der Lage sind, vorhandene Ressourcen zum Erhalt ihrer Gesundheit und ihres Wohlbefindens zu nutzen.“* Es setzt sich aus drei Hauptfaktoren zusammen: dem Gefühl von Verstehbarkeit, dem Gefühl von Handhabbarkeit bzw. Bewältigbarkeit und dem Gefühl von Bedeutsamkeit bzw. Sinnhaftigkeit. Das Gefühl von Verstehbarkeit beschreibt hierbei das Bedürfnis eines Menschen, schlüssige und klar strukturierte Informationen zu erhalten, um die darin beinhalteten Anforderungen nachzuvollziehen und verarbeiten zu können. Beim Gefühl von Handhabbarkeit und Bewältigbarkeit handelt es sich sowohl um das Vertrauen in die eigenen Ressourcen zur Bewältigung von Herausforderungen, als auch um das Vertrauen auf Unterstützung von anderen Menschen zur Begegnung dieser Anforderungen. Das Gefühl der Sinnhaftigkeit stellt die Überzeugung dar, dass das eigene Leben sinn- und wertvoll ist. Die sich aus der persönlichen Lebenswelt ergebenden Aufgaben und Anforderungen werden als Herausforderung wahrgenommen, für die sich ein Engagement lohnt. (vgl. Lasshofer, 2006, S. 27 ff)

Überträgt man dieses Prinzip auf die Arbeitswelt, bedeutet das, dass es im Sinne einer gesundheitsförderlichen Arbeitsstruktur von großer Bedeutung ist, die Widerstandsressourcen der Mitarbeiter zu stärken um so ein Kohärenzgefühl im Kontext der ausgeführten Tätigkeiten der Mitarbeiter herzustellen und zu erhalten. *„Aufgabe von Unternehmen, Führungskräften bzw. Arbeitgebern sollte daher sein, mit der Schaffung von geeigneten Rahmenbedingungen bzw. Angeboten den Erwerb förderlicher (Arbeits-)Erfahrungen zu forcieren und damit auch gleichzeitig das Wohlbefinden zu steigern sowie die persönliche Weiterentwicklung der Mitarbeiter zu unterstützen.“* So finden sich Ansatzpunkte z.B. in der Schaffung von konsistenten Arbeitserlebnissen, die das Gefühl von Verstehbarkeit stärken, in einer guten Belastungsbalance zur Förderung des Handhabbarkeitsgefühls oder der Transparenz von Arbeitsaufgaben sowie der Möglichkeit zur Partizipation an Gestaltungsentscheidungen, um ein Gefühl von Sinnhaftigkeit der Tätigkeit zu schaffen. Allerdings existiert für das Konzept eines betrieblichen Gesundheitsmanagements neben dem Modell der Salutogenese noch eine Vielzahl anderer allgemeiner bzw. individueller sowie interner und externer Anforderungen, die in das System mit einfließen. (vgl. Lasshofer, 2006, S. 34)

3. Anforderungen an ein betriebliches Gesundheitsmanagement

Der Bundesverband der Betriebskrankenkassen (BKK) geht davon aus, dass *„durch arbeitsbedingte Erkrankungen (…) in Deutschland jährliche Kosten in Höhe von insgesamt 43,9 Milliarden Euro [entstehen]. Davon entfallen 33,4 Milliarden Euro auf arbeitsbedingte Arbeitsunfähigkeit und 10,5 Milliarden Euro auf die arbeitsbedingte Frühberentung. Dies bedeutet, dass durch zielgerichtete arbeitsweltbezogene Gesundheitsförderung und Prävention potenziell hohe Einsparungen an Krankheitskosten erzielt werden können."* (BKK Bundesverband, 2008, S. 16) Zu ähnlichen Ergebnissen kommt auch die Bundesanstalt für Arbeitsschutz und Arbeitsmedizin (BAuA), die die Arbeitsunfähigkeitsdaten von ca. 31 Millionen Pflicht- und freiwillig Versicherten der gesetzlichen Krankenversicherung auswertete und hierbei vor allem ein Präventions- und mögliches Nutzenpotenzial sah. Nach ihrer Schätzung war zudem jeder Arbeitnehmer im Jahre 2007 durchschnittlich 12,6 Tage arbeitsunfähig erkrankt, was zu einem Ausfall der Bruttowertschöpfung in Höhe von ca. 73 Milliarden Euro führte. Insbesondere die Wirtschaftszweige der öffentlichen und privaten Dienstleistungen, des produzierenden Gewerbes und des Baugewerbes sind von der hohen Anzahl an Arbeitsunfähigkeitstagen pro Arbeitnehmer betroffen. (vgl. Bundesanstalt für Arbeitsschutz und Arbeitsmedizin, 2009, S. 1 f)

Dies verdeutlicht, dass ein daran ansetzendes betriebliches Gesundheitsmanagement auf die verschiedenen Arbeitsbereiche und Branchen zugeschnitten werden muss und nicht verallgemeinert eingesetzt werden kann. So ergeben sich sowohl für die verschiedenen Berufsgruppen, als auch für Unterschiede im Geschlecht oder des Settings jeweils eigene Ansatzpunkte. Dabei haben z.B. männliche Schullehrer oder Landarbeitskräfte ein erhöhtes Risiko, durch psychische Erkrankungen erwerbsunfähig zu werden, während dies bei Frauen eher im Setting Krankenhaus bei Krankenschwestern oder Sozialpädagoginnen der Fall ist. Verkäuferinnen oder Kassiererinnen in einem Geschäft haben ein höheres Risiko für Muskel- und Skeletterkrankungen, während dies bei den Männern mit körperlichen Tätigkeiten, wie z.B. bei Dachdeckern oder Bergleuten, einhergeht. *„Eine nachhaltige betriebliche Gesundheitsförderung verbindet [daher] arbeitsorganisatorische Ansätze mit Maßnahmen der Individualprävention. Es geht darum, betriebliche Gesundheitsförderung und Prävention dauerhaft im Unternehmen zu verankern und dabei Mitarbeiterinnen und Mitarbeiter sowie Führungskräfte aktiv in die Ausgestaltung einzubeziehen."* (vgl. BKK Bundesverband, 2008, S. 14 f)

Mit der Implementierung eines betrieblichen Gesundheitsmanagements gehen dabei allerdings auch jeweils unterschiedliche Interessenlagen und Erwartungen einher. So wird einerseits aus der Arbeitgeberperspektive z.B. erhofft, den gesundheitsbeeinflussenden Herausforderungen der Arbeitswelt begegnen zu können, um wirtschaftliche und wettbewerbsstärkende Vorteile durch gesunde und motivierte Mitarbeiter zu erzielen, während aus Arbeitnehmersicht der Gewinn an Lebensqualität und der Erhalt der Arbeitsfähigkeit hierbei oberste Priorität hat. Letzteres wäre im Hinblick auf den demografischen Wandel mit einer immer älter werdenden Erwerbsbevölkerungsstruktur bei gleichzeitig immer weiter ansteigendem Renteneintrittsalter ebenfalls von volkswirtschaftlicher Bedeutung, da durch eine gesunde Belegschaft auch die sozialen Sicherungssysteme entlastet werden können, indem Kosten durch z.B. Behandlungen oder Frühberentungen etc. vermieden werden. (vgl. Bamberg/Ducki/Metz, 1998, S. 24 f)

Schätzungen ergeben, dass bis zum Jahr 2050 jeder dritte Arbeitnehmer älter als 50 Jahre sein wird. *„Für die Unternehmensleitung ergibt sich daraus Handlungsbedarf in Richtung gesunde Arbeit in gesunden Organisationen, mit dem Ziel, die Arbeits- und Beschäftigungsfähigkeit der Mitarbeiterinnen und Mitarbeiter langfristig zu fördern und zu erhalten. Ältere Beschäftigte sind häufig zuverlässiger, qualitätsbewusster, sozial kompetenter und zudem wichtige Wissensträger. Alter erhöht* *nicht zwangsläufig das Krankheitsrisiko, sondern erst dann, wenn Investitionen in die Gesundheit der Mitarbeiter und Mitarbeiterinnen unterlassen werden.*" Auch dem Strukturwandel in der Arbeitswelt kann ein betriebliches Gesundheitsmanagement begegnen, indem es schon an der Führungsstruktur ansetzt. So sind nicht nur die physischen Produktionsfaktoren für den Erfolg eines Unternehmens von Bedeutung, sondern auch der Führungsstil mit einem möglichst salutogenen Einfluss auf das Humankapital eines Betriebes. *„Hier liegen beträchtliche Potenziale, die sich zu Standortsvorteilen entwickeln lassen. Das Management der Mensch-Mensch-Schnittstelle erhält dadurch eine immer größere Bedeutung. (…) Aus arbeits- und gesundheitswissenschaftlicher Sicht wird insbesondere die Verhütung und Bekämpfung gesundheitsschädigender Organisationskrankheiten wie Mobbing, Burnout und innere Kündigung zu einer zentralen Herausforderung für die betriebliche Arbeits- und Gesundheitspolitik.*" (vgl. Zentrum für wissenschaftliche Weiterbildung an der Universität Bielefeld, 2008, S. 8 ff)

3.1 Rechtliche Rahmenbedingungen

Neben den bereits dargestellten Richtlinien zur betrieblichen Gesundheitsförderung von supranationalen Einrichtungen wie z.B. der WHO, gibt es auch auf nationaler Ebene eine Vielzahl von Leitlinien und verbindlichen Gesetzen, die die rechtlichen Grundlagen des Gesundheitsmanagements bilden. Allen voran sicherlich Art. 2 Abs. 2 des Grundgesetzes, nach dem jeder Mensch das Recht auf Leben und körperliche Unversehrtheit hat. Zudem ist im Jahre 1996 mit dem Arbeitsschutzgesetz (ArbSchG) u.a. die „EG-Richtlinie über die Durchführung von Maßnahmen zur Verbesserung der Sicherheit und des Gesundheitsschutzes der Arbeitnehmer bei der Arbeit" umgesetzt worden. In den §§ 1 und 2 ArbSchG sind hierbei die Verhütung von Gesundheitsgefahren und die Gestaltung menschengerechter Arbeit als Ziele benannt worden. Hierfür sind die Arbeitgeber in § 5 ArbSchG dazu verpflichtet, die mit der Arbeit verbundenen Gefährdungen zu ermitteln, die sich z.B. aus der Gestaltung des Arbeitsplatzes, physikalischen, chemischen und biologischen Einwirkungen oder unzureichender Qualifikation und Unterweisung der Beschäftigten etc. ergeben können. (vgl. Gerdes, 2007, S. 21 f)

Im Jahre 2004 wurde mit dem Paragraphen 84 das Gesetz zur Förderung der Ausbildung und Beschäftigung schwerbehinderter Menschen in das SGB IX integriert, wodurch auch das betriebliche Eingliederungsmanagement unter der amtlichen Überschrift „Prävention" gesetzlich eingeführt wurde. Hierdurch wird vom Gesetzgeber ein Teil der Verantwortung für die Gesundheit bzw. Gesunderhaltung der Mitarbeiter auf den Betrieb übertragen. So heißt es in § 84 Abs.2 Satz 1 SGB IX: *„Sind Beschäftigte innerhalb eines Jahres länger als 6 Wochen ununterbrochen oder wiederholt arbeitsunfähig, klärt der Arbeitgeber mit der zuständigen Interessenvertretung im Sinne des § 93, bei schwerbehinderten Menschen außerdem mit der Schwerbehindertenvertretung, mit Zustimmung und Beteiligung der betroffenen Person die Möglichkeiten, wie die Arbeitsunfähigkeit möglichst überwunden werden und mit welchen Leistungen oder Hilfen erneuter Arbeitsunfähigkeit vorgebeugt und der Arbeitsplatz erhalten werden kann (Betriebliches Eingliederungsmanagement)."* Hierbei wird das betriebliche Eingliederungsmanagement auf Grundlage einer Einzelfallbetrachtung immer individuell für den betroffenen Mitarbeiter angesetzt, um dabei in einem gemeinsamen Verfahren spezifische Maßnahmen zur Erreichung dieser Ziele zu erarbeiten. (vgl. Landschaftsverband Rheinland, 2007, S. 5 ff)

Die für ein betriebliches Gesundheitsmanagement wohl bedeutsamste rechtliche Grundlage findet sich jedoch im fünften Sozialgesetzbuch. So sind die Krankenkassen im Zuge des Gesetzes zur Stärkung des Wettbewerbs in der gesetzlichen Krankenversicherung (GKV-WSG) durch den im Jahre 2007 in Kraft getretenen §§ 20 und 20a SGB V zu Leistungen der Primärprävention und betrieblichen Gesundheitsförderung verpflichtet worden. Während solche Maßnahmen bis dahin lediglich auf freiwilliger, den Arbeitsschutz ergänzender Rechtsgrundlage des § 20

SGB V basierten, sollen nun für jeden Versicherten pro Kalenderjahr 2,74 Euro für Leistungen der Primärprävention und Gesundheitsförderung aufgewendet werden. Bei der Durchführung von Maßnahmen zur betrieblichen Gesundheitsförderung haben die Krankenkassen dabei einige Anforderungen zu erfüllen. So sollen die Versicherten und Verantwortlichen des Unternehmens bei der Erhebung der gesundheitlichen Risiken bzw. Potenziale und des Gesundheitszustands partizipiert werden, sowie Vorschläge zur Stärkung und Verbesserung der gesundheitlichen Situation und Hilfe bei der Umsetzung der Maßnahmen gegeben werden. (vgl. Siebert/Hartmann, 2008, S. 17)

In dem Präventionsleitfaden des GKV-Spitzenverbandes wurden für die Krankenkassen verbindliche Kriterien und Handlungsfelder zu Leistungen der Primärprävention und betrieblichen Gesundheitsförderung festgelegt. *„Dadurch ist es den Krankenkassen möglich, den Gesundheitszustand der Versicherten unter deren aktiver Beteiligung zu verbessern und gesundheitlichen Beeinträchtigungen frühzeitig und wirksam entgegenzuwirken, anstatt sie kostenintensiv zu kurieren. (...) Maßnahmen, die nicht den in diesem Leitfaden dargestellten Handlungsfeldern und Kriterien entsprechen, dürfen von den Krankenkassen nicht im Rahmen von § 20 und § 20a SGB V durchgeführt oder gefördert werden."* (vgl. GKV-Spitzenverband, 2008, S. 4)

Der Bedarf für diese Maßnahmen muss jedoch branchenbezogen und unter Hinzuziehung der Betriebsführung, der Mitarbeiter und – soweit es möglich ist – der Personalvertretung analysiert werden. Zudem ist eine solche Bedarfsanalyse unter Beachtung der Unternehmensinteressen, den betriebsspezifischen Arbeitsbelastungen und dem aktuellen Gesundheitszustands zu organisieren. *"[Dies] führt in der Praxis dazu, dass der Kreis von Unternehmen, in denen krankenkassenseitig Maßnahmen der betrieblichen Gesundheitsförderung finanziell unterstützt werden, auf diejenigen beschränkt werden sollten, die gesundheitliche Fragen auf der Entscheiderebene ernst nehmen und bereits begonnen haben, gesundheitliche Kriterien in die betrieblichen Abläufe und Pro-*

zesse zu integrieren." So sieht der GKV-Spitzenverband insbesondere in den Bereichen Arbeitsbedingte körperliche Belastungen, Betriebsverpflegung, psychosoziale Belastungen und Suchtmittelkonsum einen Handlungsbedarf zur Durchführung von präventiven und gesundheitsförderlichen Maßnahmen. Hierfür werden im Leitfaden Handlungsempfehlungen für verschiedene Präventionsprinzipien gegeben und Angaben zu z.B. den hierfür geeigneten Fachkräften, dem Bedarf, den Zielen, der Zielgruppe und der Methodik gemacht. Dadurch sollen u.a. arbeitsbedingte Belastungen des Bewegungsapparates reduziert und vorgebeugt, eine gesundheitsgerechte Verpflegung am Arbeitsplatz eingeführt, individuelle Ressourcen zur Stressbewältigung gestärkt, zu einer gesundheitsgerechten Mitarbeiterführung befähigt oder ein rauch- und alkoholfreier Betrieb geschaffen werden. *„Die GKV setzt im Interesse hoher Wirksamkeit auf eine Kombination verhaltenspräventiver sowie struktureller und Organisations-/ Personalentwicklungsmaßnahmen nach dem salutogenen Ansatz.*" (vgl. GKV-Spitzenverband, 2008, S. 46 ff)

3.2 Prävention und Gesundheitsförderung

Aus den bisherigen Ausführungen zu den rechtlichen Grundlagen, wie z.B. zum § 20 SGB V, sowie den Leitlinien und Definitionen der WHO oder der Luxemburger Deklaration zeigt sich, dass es bei einem betrieblichen Gesundheitsmanagement zu mehreren Berührungspunkten der Prävention und Gesundheitsförderung kommen kann. Insbesondere für den Begriff „Prävention" ergibt sich jedoch eine Vielzahl unterschiedlicher Bedeutungen: *„Unter dem Begriff Prävention wird ein ganzes Bündel von möglichen Maßnahmen auf unterschiedlichen Ebenen von verschiedenen Akteuren für die unterschiedlichsten Typen von Zielgruppen zu den unterschiedlichsten Zeitpunkten verstanden. Gemeinsam ist all diesen Maßnahmen, dass sie sich auf die Verhinderung von körperli-*

*chen Erkrankungen oder Schäden sowie psychischen Störungen bezie-
hen.*" (vgl. Packebusch, 2008, S. 11)

Je nach Maßnahmenart und -zeitpunkt lässt sich eine Einteilung in primäre, sekundäre und tertiäre Prävention vornehmen:

- Primäre Prävention hat zum Ziel, die personalen Widerstands-
  kräfte zu stärken, bevor es zu einer Krankheitsentwicklung
  kommt, wodurch eine Krankheit also schon im Vorfeld idealerweise vollständig vermieden werden kann. Sie kann z.B. durch
  Aufklärungskampagnen generalisiert eine komplette Bevölkerung
  ansprechen oder sich auch auf spezifische Risikogruppen in einem bestimmten Setting richten.

- Sekundäre Prävention richtet sich an solche Menschen, die bereits erste Krankheitsanzeichen zeigen und konzentriert sich somit auf die Reduzierung von Ausmaß, Dauer und Ausbreitung
  der z.B. durch ein Screeningverfahren entdeckten Krankheits-
  frühstadien. *„Wichtigste Aufgabe ist die frühe und schnelle Be-
  handlung einer Gesundheitsstörung, um die weitere Entfaltung
  von Krankheitsstadien zu vermeiden oder früh abzubrechen."*

- Tertiäre Prävention richtet sich an Menschen, deren Krankheit
  sich bereits in einem fortgeschrittenen Stadium befindet. Ziel ist
  es, die Schwere dieser Krankheit zu reduzieren bzw. eine Ver-
  schlimmerung zu vermeiden und somit die Lebensqualität und
  Funktionsfähigkeit nach dieser Krankheit wieder zu reaktivieren.

So finden sich insbesondere in der primären Prävention - z.B. durch die
Stärkung der individuellen Kompetenzen - Parallelen zur Gesundheitsförderung. Allerdings sollten diese beiden Begriffe nicht miteinander
gleichgesetzt, sondern als einander ergänzend betrachtet werden. So
liegt der Ansatzpunkt der Prävention in dem Abbau von Krankheitsrisiken, während die Gesundheitsförderung auf dem Aufbau von Gesund-

heitspotentialen basiert: *„Gewinn von Gesundheit(spotentialen) entsteht demnach zum einen in der Zurückdrängung von Krankheitsrisiken („Krankheitsprävention"), zum anderen in der Ausweitung der Grenzen des Möglichkeitsraums von Gesundheit durch Verbesserung der Bedingungen für die Herstellung von Gesundheit („Gesundheitsförderung").*

Hieraus ergeben sich für das betriebliche Gesundheitsmanagement zwei grundlegende Interventionsstrategien: der Ansatz der Verhaltensprävention und der Verhältnisprävention. Die Verhaltensprävention zielt dabei direkt auf eine Änderung des Gesundheitsverhaltens und die Beeinflussung personaler Faktoren, wie z.B. den Lebensgewohnheiten, des Risikoverhaltens, der Bildung etc., während bei der Verhältnisprävention - ähnlich der Gesundheitsförderung – die Gesundheitsbedingungen und soziale Faktoren, wie z.B. die Arbeitsbedingungen, die Wohn- und Lebensumwelt, die soziale Integration usw., positiv verändert werden sollen. (vgl. Hurrelmann, 2003, S. 97 ff)

3.3 Gesundheitliche Risiken und Ressourcen am Arbeitsplatz

Aus der Arbeitswelt ergibt sich eine Vielzahl an pathogenen Belastungen sowie salutogenen Ressourcen für die Mitarbeiter und somit auch Anforderungen an ein betriebliches Gesundheitsmanagement. Nach § 5 Abs. 3 des Arbeitsschutzgesetzes kann sich eine gesundheitliche Gefährdung insbesondere ergeben durch:

- die Gestaltung und die Einrichtung der Arbeitsstätte und des Arbeitsplatzes,
- physikalische, chemische und biologische Einwirkungen,
- die Gestaltung, die Auswahl und den Einsatz von Arbeitsmitteln, insbesondere von Arbeitsstoffen, Maschinen, Geräten und Anlagen sowie den Umgang damit,

- die Gestaltung von Arbeits- und Fertigungsverfahren, Arbeitsab-
läufen und Arbeitszeit und deren Zusammenwirken,
- unzureichende Qualifikation und Unterweisung der Beschäftigten.

Hieraus können sich jedoch auch gesundheitliche Ressourcen ergeben.
So kann Schall z.B. eine das Wohlbefinden beeinträchtigende Auswirkung haben, wenn er von der exponierten Person als Lärm wahrgenommen wird und bei hoher Dosis sogar einen Hörschaden o.ä. bewir-
ken. Andererseits kann Schall jedoch auch als angenehm empfunden
werden und somit einen gesundheitsförderlichen Einfluss haben. Hierbei ist also der Wirkungszusammenhang ausschlaggebend dafür, ob die
Ursache pathogene oder salutogene Folgen hat. Anhand dieses Ursa-
che-Wirkungs-Zusammenhangs wird bei aus der Arbeitswelt resultierenden Erkrankungen auch zwischen arbeitsbedingten Erkrankungen
und Berufskrankheiten unterschieden. *„Als Berufskrankheit gilt jener Teil
der arbeitsbedingten Erkrankungen, die ein Versicherter bei einer beruf-
lichen Tätigkeit erleidet, wenn nach den Erkenntnissen der medizinischen Wissenschaft die Krankheit durch besondere Einwirkungen verursacht worden ist, denen bestimmte Personengruppen durch ihre Arbeit in erheblich höherem Grade als die übrige Bevölkerung ausgesetzt
sind. (…) Arbeitsbedingte Erkrankungen sind im Sinne des Präventions-
verständnisses Gesundheitsstörungen, die ganz oder teilweise durch
die Arbeitsumstände verursacht wurden.“* Allerdings erweist sich die
Definition der arbeitsbedingten Erkrankungen als schwierig, da hier immer von einer multifaktoriellen Kausalität der Arbeitsbedingungen für die
Erkrankung ausgegangen werden muss. Es sind Erkrankungen, die z.B.
durch psychosoziale Belastungen und physikalischen oder chemischen
Einwirkungen ausgelöst werden können. (vgl. Pieper/Vorath, 2005, S.
47 f)

Somit liegt ein wichtiger Aspekt für die Maßnahmenermittlung im Rahmen des betrieblichen Gesundheitsmanagements in der Reduzierung
von psychosomatischen Belastungen, wie z.B. Stress. Die Bedingung

für das Auftreten von arbeitsbezogenem Stress ist eine zu hohe psychische Belastung und Beanspruchung am Arbeitsplatz, aber auch Umgebungsbelastungen wie z.B. Lärm und Schadstoffe, sowie schwer verständliche Arbeitsaufträge und Zeitdruck, wobei es für das Ausmaß des Stresses entscheidend ist, wie lange und intensiv der Mitarbeiter diesen Stressoren ausgesetzt wird. Da jedoch jeder Arbeitnehmer durch die Belastungen in unterschiedlicher Intensität beansprucht wird und individuelle Fähigkeiten zur Verarbeitung besitzt, liegt hierbei auch die Ressource, die Stress zur Gesundheitsförderung bietet: Im Gegensatz zum negativ empfundenen Disstress, kann eine Tätigkeit vom Mitarbeiter auch z.B. als Herausforderung angesehen werden, der es sich zu stellen lohnt. In diesem Sinne würde sich der durch die Arbeit hervorgerufene Stress als positiver Eustress herausstellen. (vgl. Bamberg et al., 2006, S. 6 ff)

Es zeigt sich, dass man bei der Beurteilung von Gesundheitsrisiken und –ressourcen auch immer zwischen den einzelnen Arbeitnehmergruppen und den jeweiligen Tätigkeiten unterscheiden muss. So haben z.B. ältere Arbeitnehmer aufgrund ihres Alters ein höheres Risiko für bestimmte Krankheiten als Auszubildende, die wiederum jedoch aufgrund mangelnder Erfahrung anfälliger für Unfälle etc. sein können. Auch gibt es geschlechtsspezifische Unterschiede in den Erkrankungsarten, da viele Berufe wie z.B. der der Kassiererin eher von Frauen gewählt wird und sich hieraus ein komplett anderes tätigkeitsbedingtes Risiko für bestimmte Erkrankungsarten ergibt als z.B. für den Beruf des Dachdeckers, der eher von Männern gewählt wird. Somit wird abermals die Anforderung zur Ergreifung von spezifischen - auf den individuellen Arbeitnehmer und den jeweiligen Betrieb zugeschnittenen - Maßnahmen deutlich. (vgl. BKK Bundesverband, 2008, S. 13 ff)

3.4 Betriebliche Anforderungen

Neben den bereits benannten Aspekten der berufs- und betriebsspezifischen gesundheitlichen Risiken und Ressourcen, der Zielgruppe oder der Struktur der Arbeitstätigkeit, gibt es noch eine Vielzahl anderer innerbetrieblicher Anforderungen für Maßnahmen im Rahmen eines betrieblichen Gesundheitsmanagements. Auch spielt z.B. die Betriebsgröße oder bereits vorhandene betriebliche Arbeitsschutzstrukturen eine entscheidende Rolle für den Entschluss, ein Gesundheitsmanagement zu implementieren. *„So unterscheiden sich gesundheitsförderliche Interventionen im Handwerk, in denen es viele Kleinunternehmen mit geringer Beschäftigtenzahl gibt, fundamental von Interventionen in großen Industrieunternehmen, in denen es ein weit entwickeltes System der Arbeitssicherheit und der arbeitsmedizinischen Betreuung gibt: Schon bei dem Versuch einer systematischen Gesundheitsberichterstattung für Klein- und Mittelbetriebe steht man vor der Problematik, wie differentielle z.B. einzelbetriebliche Aussagen unter Wahrung des Datenschutzes überhaupt getroffen werden können.“* Dagegen stellt sich beispielsweise für das Instrument der Gesundheitszirkel, das sich in Großbetrieben als ein fester Bestandteil des Gesundheitsmanagementprozesses etabliert hat, die Frage, ob ein solches Verfahren in handwerklichen Strukturen überhaupt Sinn macht. (vgl. Ducki, 1998, S. 135 f)

Da die Interventionen im Rahmen eines betrieblichen Gesundheitsmanagements im Gegensatz zu rechtlich vorgeschrieben Arbeitsschutzmaßnahmen zumeist auf einer freiwilligen Basis beruhen, ist die Implementierung an unterschiedliche innerbetriebliche Anforderungen gebunden. *„Das heißt: das Zustandekommen, die Ausprägung und Reichweite sowie der Verlauf von Gesundheitsförderungs-Innovationen im Betrieb sind an dessen diesbezügliche „Offenheit“ geknüpft. Ob und wofür sich ein Betrieb in Sachen Gesundheitsförderung aber als „offen“ erweist, hängt von einer ganzen Reihe von betriebsstrukturellen, ökonomischen, interessenpolitischen und organisationskulturelle Faktoren ab, die durch* *die Kassen (oder andere externe Anbieter) nur in sehr geringem Maße zu beeinflussen sind. Ein häufig sicherlich ganz wichtiger Faktor ist die gegebene wirtschaftliche Situation eines Unternehmens."* Insbesondere ein erhöhter Rationalisierungsdruck, einhergehend mit dem Zwang zum Personalabbau, kann der Umsetzung eines Gesundheitsmanagements entgegenwirken, indem hierdurch ein Prioritätenwechsel im Betriebsmanagement stattfindet. (vgl. Lenhardt, 1997, S. 25 f)

Demnach ist die nachhaltige Unterstützung durch die Betriebsleitung nicht nur förderlich, sondern eine unabdingbare Voraussetzung für die Einführung eines betrieblichen Gesundheitsmanagements, da auch eine Investitionsbereitschaft, also möglichst die Bereitstellung von personalen und finanziellen Ressourcen, ein hierfür notwendiger Faktor ist. Für den Prozess eines ganzheitlichen Gesundheitsmanagement müssen viele interne und externe Akteure an den einzelnen Verfahren beteiligt werden. So sollten die geplanten Maßnahmen möglichst z.B. mit dem Betriebsrat, der Schwerbehindertenvertretung und der Gleichstellungsbeauftragten abgesprochen werden. Auch die Personal- und Organisationsentwicklung und der Betriebsarzt sollten bei den Entscheidungsprozessen grundsätzlich mitwirken, wobei hier je nach Maßnahmenart auch z.B. die Sozialberatung, der Suchtberatungsdienst oder die Sicherheitsfachkraft mitwirken sollten. Idealerweise wird zudem noch die Möglichkeit gegeben, externe Berater hinzuzuziehen, wie z.B. die Gesundheits-managementexperten der Krankenkassen, Berater von staatlichen Arbeitsschutzbehörden, Mediatoren oder auch allgemeine Unternehmensberater zur Optimierung von Arbeitszeiten oder Schichtplänen etc. Je mehr interne und externe Ressourcen zur Verfügung gestellt werden, desto größer ist also auch der Handlungsspielraum und die Effizienz für die Umsetzung von gesundheitsförderlichen Interventionen. (vgl. Wienemann/Wattendorff, 2008, S. 32 ff)

4. Umsetzung eines betrieblichen Gesundheitsmanagements

Auf die Luxemburger Deklaration aufbauend, benannte das Europäische Netzwerk für betriebliche Gesundheitsförderung sechs wichtige Qualitätskriterien für die Umsetzung eines betrieblichen Gesundheitsmanagements. Nach deren Richtlinie arbeiten auch die Mitglieder des Netzwerkes, wie z.B. der Bundesverband der Betriebskrankenkassen oder die Bundesanstalt für Arbeitsschutz und Arbeitsmedizin etc. im Bereich der betrieblichen Gesundheitsförderung.

1. Unternehmenspolitik

Betriebliche Gesundheitsförderung soll als Führungsaufgabe verstanden werden und in das Managementsystem des Betriebes, auch z.B. durch schriftliche Unternehmensleitlinien, integriert werden. Die Führungskräfte stehen hinter diesen Leitlinien und setzen sie organisatorisch um, stellen hierfür die notwendigen Mittel bereit und überprüfen regelmäßig den Fortschritt bei der Umsetzung. Zudem sollten alle Mitarbeiter Zugang zu den gesundheitsrelevanten Einrichtungen, wie z.B. der Kantine, den Pausenräumen oder den Betriebssportangeboten haben.

2. Personalwesen und Arbeitsorganisation

Alle Mitarbeiter verfügen über ausreichende Kompetenzen, die Arbeitsaufgaben zu bewältigen, bzw. es wird ihnen die Möglichkeit gegeben, solche Kompetenzen zu erwerben. Weiterhin sollten sie die Gelegenheit haben, sich in Fragen bezüglich der Gesundheit in ihrem Betrieb aktiv zu beteiligen, was von den Vorgesetzten gefördert und unterstützt wird. Nach längerer Arbeitsunfähigkeit, sollte die Arbeitsstelle zudem Maßnahmen zur Wiedereingliederung des Arbeitnehmers treffen.

3. Planung

„Betriebliche Gesundheitsförderung ist dann erfolgreich, wenn sie auf einem klaren Konzept basiert, das fortlaufend überprüft, verbessert und allen Mitarbeitern bekannt gemacht wird." Dementsprechend sollen sich Maßnahmen auf die gesamte Organisation beziehen und in allen Abteilungen des Betriebes vorgestellt werden. Zur Bedarfsermittlung sollte eine regelmäßige, gesundheitsrelevante Ist-Analyse, z.B. zu den Arbeitsbelastungen, Risikofaktoren, Berufskrankheiten, Fehlzeiten etc. durchgeführt und die Belegschaft über alle Vorhaben informiert werden.

4. Soziale Verantwortung

Ein Unternehmen muss sich auch der Bedeutung eines verantwortungsvollen Umgangs mit den natürlichen Ressourcen bewusst sein. Durch vorher definierte Vorkehrungen sollen so schädliche Auswirkungen auf den Menschen und die Umwelt vermieden werden. Auch sollten gesundheitsbezogene, soziale, kulturelle und fürsorgliche Initiativen unterstützt werden.

5. Umsetzung

„Betriebliche Gesundheitsförderung umfasst Maßnahmen zur gesundheitsgerechten Arbeitsgestaltung und Unterstützung gesundheitsgerechten Verhaltens. Erfolgreich ist sie dann, wenn diese Maßnahmen dauerhaft miteinander verknüpft sind und systematisch durchgeführt werden." In diesem Sinne sollten die mitwirkenden Akteure z.B. eine Projektgruppe bzw. einen Steuerkreis bilden, in dem die Maßnahmen geplant, überprüft und evaluiert werden. Hierbei werden alle notwendigen internen und externen Informationen regelmäßig zusammengetragen und dabei die Zielgruppen und Ziele der Maßnahmen besprochen. Bereits durchgeführte Maßnahmen werden systematisch ausgewertet und – soweit möglich bzw. erforderlich – andauernd verbessert.

6. Ergebnisse

Der Fortschritt des betrieblichen Gesundheitsmanagement wird laufend gemessen und an den daraus resultierenden Ergebnissen der Erfolg des Verfahrens ermittelt. Mögliche kurz-, mittel- und langfristige Indikatoren hierfür sind die Auswirkungen auf z.B. die Kundenzufriedenheit in Bezug auf die Produkte oder Dienstleistungen, sowie die Mitarbeiterzufriedenheit in Bezug auf die Arbeitsbedingungen, Arbeitsorganisation, Führungsstil usw. Aber auch die Auswirkungen auf andere Gesundheitsindikatoren, wie z.B. Krankenstand, Inanspruchnahme der Gesundheitsangebote, arbeitsbedingte Risikofaktoren etc. sowie die Auswirkungen auf wirtschaftliche Aspekte, wie beispielsweise die Personalfluktuation, Produktivität, Kosten-Nutzen-Bilanzen usw. sind wichtige Indikatoren für den Erfolg der getroffenen Maßnahmen. (vgl. BKK Bundesverband, 1999, S. 4 ff)

4.1 Handlungsfelder

Aus den bisherigen Ausführungen lassen sich eine Reihe von Handlungsfelder für ein betriebliches Gesundheitsmanagement kreieren. Interventionsansätze auf der individuellen Ebene sind zwar zumeist verhaltenspräventiv ausgerichtet, da sie an dem Verhalten des einzelnen Mitarbeiters ansetzen, allerdings muss man hierbei je nach Art der Maßnahme noch zwischen Gruppen- und Einzelinterventionen unterscheiden. So können z.B. gemeinsame Verhaltenstrainings, die kollektiv mit einer bestimmten Gruppe bzw. sogar mit dem gesamten Personal durchgeführt werden, oder z.B. eine individuelle Einzelbetreuung bzw. Einzelcoaching für einen Mitarbeiter gesondert angeboten werden.

Die Verhaltenstrainings in der Gruppe können unmittelbar am Gesundheitsverhalten der Belegschaft ansetzen, indem z.B. eine Schulung zum Ernährungsmanagement, Rücken- und Bewegungstrainings, Beratungen zur Rauchentwöhnung, Gymnastik oder Hebe-Trage-Schulungen etc. durchgeführt werden. Es kann aber auch *„auf psycho-sozio-emotionaler Ebene ansetzen. Dazu zählen Trainings zum Stressmanagement, sozialer Kompetenz, Entspannungstechniken, Emotionsmana-*

gement, Mitarbeiterführung, Motivation, Kommunikation, Teambuilding, Konfliktmanagement, Mindmanagement, [oder auch] Work Life Balance." Ein dritter Ansatzpunkt der Gruppeninterventionen ist die konkrete Aufgabenerfüllung. Hierfür könnten Schulungen zu Arbeitstechniken, Problemlösungen oder Zeit- und Fehlermanagement hilfreich sein.

Als Einzelintervention könnte bei Bedarf u.a. eine medizinisch-psychologische Betreuung angeboten werden, in der die individuellen physischen und psychischen Gesundheitsrisiken des Mitarbeiters erkannt und hierdurch Maßnahmen zur Primärprävention ergriffen werden können. *„Dazu zählen z.B. Herzinfarktsrisikobewertungen, psychosomatische Beratungen, und Beratungen in speziellen Krankheitsfeldern wie Migräne oder Spannungskopfschmerzen. (…) [Zudem bietet sich hierdurch die Gelegenheit für ein] Potenzialassessment mit dem Ziel, die Passung Person-Position unter gesundheitsrelevanter Fragestellung zu überprüfen und ggf. Möglichkeiten der Veränderung aufzuzeigen."* Weiterhin sind Sprechstunden für Mobbingopfer oder Kriseninterventionstrainings bei einem pathogenen Arbeits- und Lebensstil geeignete Einzelinterventionen, die zu einer salutogenen Verhaltensänderung des Mitarbeiters beitragen können. (vgl. Meifert/Kesting, 2004b, S. 32 f)

Auch die Arbeitsbedingungen bilden ein wichtiges Handlungsfeld, in dem der Handlungs-, Erfahrungs- und Erlebensraum eines Mitarbeiters gesundheitsförderlich gestaltet wird. So können sich Ansätze für Maßnahmen in der Gewährleistung von hohen Sicherheitsstandards z.B. durch die Senkung von pathogenen physikalischen, chemischen und biologischen Einwirkungen finden, oder der Arbeitsplatz des Mitarbeiters ergonomisch gestaltet werden. Zudem kann man bei den Arbeitsstrukturen ansetzten, um Arbeitsinhalte zu schaffen, die dem Beschäftigten individuelle Entscheidungs- und Handlungsspielräume anbieten und somit die Möglichkeit gegeben wird, eine an den eigenen Voraussetzungen und Wünschen des Mitarbeiters ausgerichtete Verantwortungsübernahme zu erbringen.

Im organisationalen Handlungsfeld wird die Basis für gesundheitsbezogene Maßnahmen gelegt. Hierfür muss das Gesundheitsmanagement in die Zielausrichtung des Betriebes, z.B. durch Einbezug eines gesundheitsförderlichen Führungsstils in die Unternehmensleitlinien, integriert werden. Dadurch soll eine Unternehmenskultur geschaffen werden, die eine gesundheitsrelevante Kommunikation und Partizipation unterstützt, sowie eine Aufbau- und Ablauforganisation für gesundheitsförderliche Strukturen und Prozesse garantiert. Um dieses zu gewährleisten, muss das Unternehmen nicht nur die dafür benötigten personalen und finanziellen Ressourcen bereitstellen, sondern zudem z.B. im Rahmen eines Vergütungs- und Bonussystems oder der Arbeitszeitgestaltung gesundheitsförderliche Anreize erzeugen.

Doch auch die direkte Lebensumwelt muss als wichtiges Handlungsfeld verstanden werden, da hier die Worklife Balance des einzelnen Beschäftigten verbessert werden kann. *„Ansätze zur Intervention und Beratung finden sich dort in den Bereichen: Familienfreundliche Gestaltung der Arbeitszeit und des Arbeitsortes, Unterstützung alleinerziehender Eltern durch Kinderbetreuung, Sozialberatung in ökonomisch schwierigen Lebenslagen, Psychosoziale Betreuung, Suchtprophylaxe, Freizeitmanagement – Schaffung betrieblicher Angebote zur Freizeitgestaltung, [sowie] Förderung der Gesundheit – Beratung des Mitarbeiters in der individuellen Urlaubsgestaltung vor dem Hintergrund eines maximalen Erholungseffektes."* (vgl. Meifert/Kesting, 2004b, S. 33 f)

4.2 Aufbau und Implementierung

Für den Aufbau eines ganzheitlichen betrieblichen Gesundheitsmanagements in der Praxis ist es von großer Bedeutung, einem systematischen Prozessablauf – ähnlich dem Projektmanagement - zu folgen, damit sich das Verfahren nicht nur auf spontane Einzelinterventionen beschränkt. Zu Beginn sollten die Ziele definiert werden, woraufhin die

Vorbereitung und Planung durchgeführt sowie der konkreten Maßnahmenbedarf analysiert werden kann. Ist dies erfolgt, sollen in der Interventionsplanungsphase mögliche Maßnahmen gefunden und durchgeführt werden. Abschließend müssen diese Interventionen in der Evaluation auf ihre Wirksamkeit und den Erfolg hin überprüft und abgeschlossen bzw. gegebenenfalls verbessert werden. Für diesen Ablaufprozess stehen den beteiligten Akteuren eine Reihe von Instrumenten zur Verfügung.

1. Zieldefinition und Auftragsklärung

Hiermit beginnt das betriebliche Gesundheitsmanagement. In dieser Phase soll geklärt werden, was zu dem Entschluss geführt hat, ein Gesundheitsmanagement zu implementieren, was das Unternehmen hierdurch erreichen möchte und wie bzw. woran der mögliche Erfolg gemessen werden soll. Bereits zu diesem Zeitpunkt ist die Hinzuziehung von externen Experten hilfreich, um eine neutrale Sichtweise in Bezug auf die Ziele zu gewährleisten. *„Die Zieldefinition ist von besonderer Bedeutung, da sich alle weiteren Schritte an den vorab definierten Vorstellungen orientieren. An dieser Stelle wird sozusagen der Handlungsrahmen abgesteckt. Die Ziele ergeben sich dabei nicht ausschließlich aus der organisationalen Problemsituation sondern müssen immer aus einem Abwägungsprozess zwischen den Möglichkeiten und den Handlungsfeldern des Unternehmens resultieren."* Zudem sollte bereits in dieser Phase die Gründung einer Projektgruppe geplant werden, in der die Aufträge und Rollen der einzelnen erforderlichen Akteure vorab geklärt wird. Die Aufgabenzuweisung an die Mitwirkenden sollte hierbei nach ihrer Qualifikation erfolgen. *„Der Projektgruppe sollten ein Vertreter der Unternehmensleitung, Arbeitnehmervertreter, externe Berater, externe Institutionen wie Berufsgenossenschaft und Krankenkasse, sowie Vertreter aus den Bereichen Arbeitssicherheit, Arbeitsschutz, betriebsärztlicher Dienst, Sozialdienst und Personal angehören."* Auch die Beteiligung des oberen Managements ist zwingend erforderlich, da nur von dieser Stelle die notwendigen personellen, zeitlichen und finanziellen Mittel zur Verfügung gestellt werden können. Somit ist auch die re-

gelmäßige Kommunikation und Berichterstattung zwischen der Projektgruppe und dem Unternehmensmanagement von großer Bedeutung.

2. Grobplanungsphase

In dieser Phase wird die Durchführung des betrieblichen Gesundheitsmanagements vorbereitet, indem die Verfügbarkeit der Projektgruppen-
teilnehmer geprüft, die Projektgruppe gegründet, regelmäßige Termine
für die Treffen angesetzt und ein Projektplan zur Überprüfung des Er-
reichten erstellt wird. Zudem kann hierbei schon direkt geklärt werden,
welche Instrumente voraussichtlich zur Anwendung kommen, sowie die
prozessbegleitende und abschließende Evaluation vorbereitet werden.
(vgl. Meifert/Kesting, 2004b, S. 35 ff)

3. Analysephase

Bevor man nun versucht, gesundheitsrelevante Daten von und über die
Mitarbeiter zu erheben, ist es hinsichtlich der Compliance von größter
Bedeutung, transparente Vorgänge im Rahmen des betrieblichen Gesundheitsmanagements zu schaffen und die gesamte Belegschaft hierüber beständig zu informieren. Für die eigentliche Bedarfsanalyse stehen dann verschiedene Instrumente zur Verfügung, durch die auf unterschiedliche Weise gesundheitsrelevante Daten erhoben werden können. Eines der wichtigsten Instrumente ist der Gesundheitszirkel. In diesen zumeist extern und neutral moderierten Gesprächsrunden können
sich Mitarbeiter aus den verschiedenen Bereichen des Unternehmens
über die arbeitsbedingten Belastungen untereinander austauschen und
somit wichtige, subjektive Eindrücke der Belegschaft gewonnen werden.
Dabei können Führungskräfte anwesend sein oder – falls dies nicht er-
wünscht ist - gegebenenfalls hinzugezogen werden. Weitere Daten
können z.B. durch die Erstellung eines Gesundheitsberichtes oder Mit-
arbeiterbefragungen erhoben werden. Der Gesundheitsbericht *„(…) sollte sich sowohl aus unternehmensinternen anonymisierten Daten (Be-
triebsärztliche Diagnosen, Unfallstatistiken, Belastungsdaten, Gefähr-
dungsbeurteilungen, frühere Befragungen) als auch aus Daten der
Krankenkasse zusammensetzen"*, während bei der Mitarbeiterbefragung

die aktuelle gesundheitliche Ist-Situation der Belegschaft unter Berücksichtigung der bereits dargestellten Handlungsfelder analysiert wird. Auch mithilfe von Tools, wie z.B. der Kantinendiagnose zur Untersuchung der Ernährungsbedingungen innerhalb des Betriebes, oder der Unternehmensanalyse zum Erkennen der salutogenen Voraussetzungen etc., können gesundheitsrelevante Aspekte im Betrieb herausgearbeitet werden.

4. Maßnahmenplanung und Durchführung

Nachdem die jeweiligen Analysen ausgewertet wurden, werden auf Grundlage der Ergebnisse die daran ansetzenden Interventionen geplant und Ziele hierfür benannt. *„Dabei müssen Prioritäten gesetzt werden, die eine Bearbeitung der wichtigsten Handlungsfelder vorne anstellt. Auf der Basis der Interventions- und Maßnahmenplanung müssen eindeutige Verantwortlichkeiten für die Umsetzung definiert werden. Darüber hinaus ist es erforderlich, Messkriterien zu definieren. (…) Die Arbeit in den Gesundheitszirkeln sollte auch nach der Analysephase im Sinne eines kontinuierlichen Verbesserungsprozesses stattfinden."*

5. Evaluation

Für das betriebliche Gesundheitsmanagement ist es von besonderer Bedeutung, die durchgeführten Maßnahmen, aber auch die vorangegangenen Prozesse systematisch zu evaluieren und sich bereits zu Beginn des Verfahrens auf hierfür sinnvolle Instrumente und Strategien festzulegen und den Ablauf begleitend einzusetzen. Es ist demnach sinnvoll, eine formative und summative Evaluation durchzuführen, also die Überprüfung zu Anfang und Ende einer Intervention. Mögliche Strategien könnten hierfür z.B. ein experimentelles Design, d.h. die Bildung einer Versuchs- und Kontrollgruppe sein, oder aber ein Pretest-Posttest-Design, in welchem mit derselben Stichprobe eine Vorher-Nachher-Untersuchung durchgeführt wird, darstellen. *„Hinsichtlich der Evaluation sollte versucht werden, eine gute Mischung aus beiden (…) Strategien zu realisieren. Generell können viele der zur Analyse verwendeten Instrumente während des Projektverlaufs an definierten Meilensteinen* *eingesetzt werden, um bei kostenintensiven Interventionen frühzeitig mögliche Zielabweichungen zu korrigieren.*" (vgl. Meifert/Kesting, 2004b, S. 37 ff)

4.3 Betriebliche Wiedereingliederung

Das betriebliche Eingliederungsmanagement nach § 84 Abs. 2 SGB IX wurde bereits als rechtliche Grundlage zum betrieblichen Gesundheitsmanagement vorgestellt. Obwohl die Wiedereingliederung von Langzeiterkrankten gesetzlich vorgeschrieben ist und oftmals auch losgelöst von Maßnahmen des Gesundheitsmanagements behandelt werden muss, sollte sie nochmal genauer vorgestellt werden. Denn über die gesetzliche Vorgabe hinaus ist sie auch aufgrund ihrer strukturellen Ähnlichkeit zum betrieblichen Gesundheitsmanagement als eigenständiges Analyse- und Interventionskonzept zu betrachten und kann somit in den Prozess des Gesundheitsmanagements mit eingebunden werden.

Für das betriebliche Eingliederungsmanagement wird eine Einzelfallbetrachtung zugrunde gelegt. Dies bedeutet dass der Arbeitgeber für jeden Angestellten ein individuelles Verfahren ansetzt, in dem gemeinsam nach geeigneten Maßnahmen zur Erreichung präventiver und gesundheitsfördernder Ziele gesucht werden soll, die dem Mitarbeiter dabei helfen, die Krankheit zu überwinden oder einer erneuten Erkrankung vorzubeugen. Hierbei kann es zu einem längeren Ablauf kommen, der diverse Einzelschritte und Akteure benötigt, andererseits ist jedoch auch ein einfaches und schnelles Verfahren möglich. Die wichtigste Basis hierfür ist allerdings dass der Arbeitgeber und der Beschäftigte miteinander kommunizieren, der Arbeitnehmer sein Einverständnis zur Teilnahme am betrieblichen Eingliederungsmanagement sowie den hieraus resultierenden Intervention erteilt und am Ablauf aktiv mitwirkt, damit er sein auf ihn zugeschnittenes Verfahren auch mitgestalten kann. (vgl. Landschaftsverband Rheinland, 2007, S. 5 ff)

Unumgängliche Anforderung für die Durchführung des betrieblichen Eingliederungsmanagements ist auch hierbei eine diesbezügliche Akzeptanz seitens der Betriebsleitung und den Arbeitnehmern. Um diese Akzeptanz zu erhalten ist es für die Unternehmensführung notwendig, sich eindeutig zum betrieblichen Eingliederungsmanagement zu bekennen, d.h. dieses z.B. durch eine Dienstvereinbarung in die bestehende Unternehmensstruktur und –kultur zu implementieren, um somit sowohl die Beschäftigten als auch die Führungskräfte über den Ablauf zu informieren und hinzuweisen sowie eine Transparenz des Verfahrens zu gewährleisten. (vgl. Hetzel et al., 2005, S. 8 ff) Hierbei sollte nicht nur der Nutzen für das Unternehmen, sondern auch die Vorteile für die Mitarbeiter deutlich herausgestellt und erklärt werden. Dabei können einzelne oder auf die gesamte Belegschaft ausgerichtete Interventionen aus dem betrieblichen Eingliederungsmanagement z.B. die Zufriedenheit der Angestellten hinsichtlich der Arbeitssituation steigern, wodurch sie seltener erkranken und somit krankheitsbedingte Kosten reduziert werden. Zudem kann z.B. durch die Arbeitstätigkeit hervorgerufenem Distress begegnet werden, womit das Wohlbefinden der Mitarbeiter gesteigert und eine höhere Arbeitsproduktivität erreicht wird. Ein weiterer wichtiger Ansatz ist auch hier die Begegnung des demographischen Wandels, der eine Berücksichtigung der Gesundheit einer immer älter werdenden Belegschaft erfordert. *„Vor diesem Hintergrund wird die Erhaltung der Arbeitsfähigkeit der Beschäftigten nur gelingen, wenn auf die Ressourcen Gesundheit, Arbeitsfähigkeit und Erwerbsfähigkeit besser geachtet wird als bisher."* (vgl. Landschaftsverband Rheinland, 2007, S. 8)

Obwohl der Gesetzestext relativ genaue Angaben zu den Voraussetzungen macht, wann ein Unternehmen zu handeln hat, gibt es dennoch keine verbindliche Strategie zum Verfahren des betrieblichen Eingliederungsmanagements, da der jeweilige Bedarf des Betriebes berücksichtigt und in den Prozessablauf einbezogen werden muss. Jedoch existieren diverse Handlungsleitfäden zum betrieblichen Eingliederungsmanagement, die sich in den Entwürfen zum Ablauf des Verfahrens gleichen. Zu Beginn steht immer die Orientierung im Vordergrund, bei der sich ein

Grundlagenwissen zum Ablauf angeeignet sowie ein Konzept unter Berücksichtigung der individuellen Anforderungen des Unternehmens aufgestellt wird. Bereits in dieser Phase sollten die Ansprechpartner und Verantwortlichkeiten festgelegt und hierbei ausserdem geregelt werden, wer z.B. die Fehlzeitenermittlung durchführt, wer an den Wiedereingliederungsgesprächen teilnimmt usw.

Auch die verschiedenen Handlungshilfen stimmen darin überein, dass der Prozess des betrieblichen Eingliederungsmanagements mit der Erhebung der krankheitsbedingten Fehlzeiten startet. Ist – gemäß dem Gesetzestextes - ein Beschäftigter innerhalb von zwölf Monaten für sechs Wochen ununterbrochen oder mit Unterbrechung arbeitsunfähig erkrankt, wird der Betroffene kontaktiert und ihm dabei ein Wiedereingliederungsgespräch angeboten. Für das weitere Verfahren muss prinzipiell dessen Einverständnis eingeholt werden, da das betriebliche Eingliederungsmanagement an diesem Punkt beendet werden muss, wenn der Mitarbeiter seine Teilnahme verweigert. Insofern das Einverständnis vorliegt, wird das Wiedereingliederungsgespräch durchgeführt, in welchem der Betroffene anfänglich nochmals über die Inhalte des betrieblichen Eingliederungsmanagement, sowie seine Rechte und den Schutz seiner Daten informiert werden sollte. In diesem Gespräch soll mithilfe interner oder externer Akteure mögliche - auf die Situation des Betroffenen ausgerichtete - Interventionen geplant werden, die zukünftige oder akute gesundheitsfördernde und präventive Auswirkungen auf die Arbeitsunfähigkeit des Mitarbeiters haben. Sollten sich solche Maßnahmen als notwendig bzw. umsetzbar herausstellen, werden sie im Rahmen des Wiedereingliederungsgesprächs protokolliert und eingeleitet. Die darauf folgende Evaluation der Maßnahmen hat dann zum Ziel, die Interventionen begleitend, aber auch abschließend auf ihre Wirksamkeit hin zu überprüfen und festzustellen, ob das Verfahren somit abgeschlossen werden kann. (vgl. Giesert/Wendt, 2007, S. 7 ff)

4.4 Praxisbeispiele

Da ein betriebliches Gesundheitsmanagement immer auf die individuellen Ansprüche eines Betriebes reagieren muss, sollen im Folgenden
nun drei geplante oder bereits umgesetzte Praxisbeispiele aus verschiedenen Settings mit unterschiedlichen Tätigkeitsfeldern und den damit
einhergehenden diversen Belastungen dargestellt werden. Zudem sollen auch Schwierigkeiten, die sich aus der Umsetzung in der Praxis ergeben können, erläutert werden.

<u>Setting Logistikzentrum</u>

Mitarbeiter von Logistikzentren sind insbesondere durch die Warenan-
nahme und –abgabe oder die Kommissionierung durch z.B. schweres
Tragen häufig körperlich belastet. Doch auch psychische Belastungen
können durch z.B. Schichtarbeit, Lärm, Zugluft etc. auftreten. Für fünf
Logistikzentren eines großen Lebensmittelhandelsunternehmens sollte
der Arbeitsplatz unter Einbeziehung der Mitarbeiter technisch und organisatorisch optimiert, sowie die Fehlzeiten gesenkt werden. Zur prozess-
begleitenden Beratung, der Erstellung und Realisierung von Maßnahmen, der Schulung von Mitarbeitern usw. wurde ein externes, auf das
betriebliche Gesundheitsmanagement spezialisiertes Dienstleitungsun-
ternehmen beauftragt, das dieses Projekt vom Beginn im Jahre 1999 bis
zur Beendigung im Jahre 2003 betreute.

Nach anfänglicher Belastungsanalyse konnten muskoloskelettale Schäden als häufigste Erkrankungsursache ausgemacht werden. *„[Der Le-
bensmittelhandelskonzern] (…) installierte vor diesem Hintergrund ein
Projekt mit dem Namen „Heben und Tragen". Alle fünf Betriebsstellen
(Logistikzentren) und insgesamt etwa 500 Mitarbeiter wurden integriert.
Im Mittelpunkt standen Belastungsschwerpunkte wie Heben über Kopf-
höhe, Heben aus tiefen Regalen, Umsetzen von Gewichten (z.B. vom
Regal auf den Elektrowagen) sowie Schieben und Ziehen von verschiedenen Transportwagen."* Hierzu sollten insbesondere die Führungskräf-

te durch Workshops für die themenrelevante Supervision sensibilisiert und die Mitarbeiter durch Schulungen und Trainings am Arbeitsplatz informiert und beraten werden. Durch die weitere, regelmäßige Durchführung von Schulungen, der Einführung von Bewegungspausen, der Benennung von unterwiesenen Ansprechpartnern bezüglich der körperlichen Belastungen etc. konnten die Fehlzeiten bei Ablauf des Projektes um mehr als einen Prozentpunkt verringert werden. (vgl. Fürwentsches/ Feulner, 2005, S. 1 ff)

<u>Setting Krankenhaus</u>

Die bisherigen gesundheitsfördernden Interventionen eines Essener Krankenhauses waren eher vereinzelter Natur. Bisher bereits umgesetzte Maßnahmen umfassten z.B. Routineuntersuchen durch den Betriebsarzt, Arbeitssicherheitsmaßnahmen, die Umsetzung des betrieblichen Eingliederungsmanagements, Deeskalationstrainings, eine Traumabetreuung für die Mitarbeiter, Raucherentwöhnungskurse, Betriebssport etc. Die geplante Einführung eines gesamtheitlichen, systematischen betrieblichen Gesundheitsmanagement hat nun u.a. zum Ziel, die Arbeit gesundheits- und altersgerecht zu gestalten, die Mitarbeitermotivation zu steigern, Fehlzeiten zu reduzieren, die Mitarbeiter zu gesundheitsgerechtem Verhalten zu motivieren und nicht zuletzt dem Krankenhaus zu einem positiven Image zu verhelfen. Um diese Ziele zu erreichen wird zunächst ein Steuergremium, bestehend aus der Betriebsleitung, dem Personalrat, dem Betriebsarzt, einer Fachkraft für Arbeitssicherheit und anderen (ggf. auch externen) Akteuren, gebildet. Dieser – in regelmäßigen Abständen tagende - Steuerungskreis soll einen Entwicklungsplan zum Gesundheitsmanagement erstellen, die Mitarbeiter informieren, sowie den Ablauf planen, koordinieren und kontrollieren.

Zur Bedarfsanalyse sollen hierbei u.a. die betrieblichen Daten zu Fehlzeiten, der Altersstruktur oder der Fluktuation etc., sowie eine 2008 durchgeführte Mitarbeiterbefragung ausgewertet und eine Arbeitsplatzbegehungen durchgeführt werden. Anhand der daraus resultierenden Ergebnisse sollen Problembereiche identifiziert und daran ansetzende

Interventionen wie z.B. die Einrichtung von Gesundheitszirkeln, Füh-
rungskräftetrainings, gesundheitsförderliche Arbeitszeitgestaltung, ver-
haltenspräventive Angebote etc. geplant werden. Diese Maßnahmen
sollen regelmäßig auf ihre Wirksamkeit hin evaluiert und gegebenenfalls optimiert werden. (vgl. Pohl, 2009, S. 1 ff)

<u>Setting Justizvollzugsanstalt</u>
Im Jahre 2002 wurde mit der „Vereinbarung gemäß § 81 NPersVG zum
Gesundheitsmanagement in der niedersächsischen Landesverwaltung"
die Basis für die Implementierung des betrieblichen Gesundheitsmanagements in einer norddeutschen Justizvollzugsanstalt geschaffen. Bis
dahin wurden dort vornehmlich vereinzelte verhaltens- und verhältnispräventive Interventionen durchgeführt. So existierte beispielsweise bereits eine Dienstvereinbarung zum Umgang mit Suchtgefährdeten oder
–kranken Mitarbeitern, sowie diverse Sportprogramme, anstaltsinternes
Rauchverbot, ein Hygienemanagement, eine ergonomische Büroaus-
stattung etc.

Zur Koordination des betrieblichen Gesundheitsmanagements wurde
eine Projektgruppe unter Leitung des Personalverantwortlichen einge-
richtet, der zudem der Suchtberater, der Arbeitssicherheitsingenieur,
eine Vertreterin des Personalrates, ein Vertreter des medizinischen
Dienstes und der Mediator der Justizvollzugsanstalt als feste Mitglieder
angehörten. Hierbei *„(…) wurden als Grobziele die Gesundheitsförderung der Mitarbeiter und das Entgegenwirken des Krankenstandes, die
Motivationsförderung durch soziale Rahmenbedingungen und ein regel-
mäßiges Controlling durch den Arbeitsschutzausschuss ausgegeben. In
den Feinzielen wurden diverse einzelne Maßnahmen benannt, durch
welche die Grobziele erreicht werden sollten."* So konnte ein konkreter
Maßnahmenkatalog erstellt und die Mitarbeiter hierüber mittels eines
Flyers informiert werden.

Für die Ermittlung eines weiteren Maßnahmenbedarfs wurden die Ergebnisse einer Mitarbeiterbefragung ausgewertet, die in den Jahren

2001 bis 2004 für eine Studie zu den Arbeitsbedingungen und -belastungen von Mitarbeitern im Justizvollzugsdienst u.a. auch in dieser Justizvollzugsanstalt durchgeführt wurde. *„Diese Ergebnisse wurden allerdings nicht in den Maßnahmenkatalog integriert, da sie zum einen keine neuen Erkenntnisse liefern konnten und zum anderen die aktuelle externe Validität angezweifelt werden musste, da sich seit dem Zeitpunkt der Erhebung die Struktur der Belegschaft in der Justizvollzugsanstalt Oldenburg deutlich änderte. Zudem stellte sich heraus, dass die Anzahl der Maßnahmen vorerst zu umfangreich war, weswegen sich zunächst auf die wichtigsten Ziele konzentriert und der Maßnahmenkatalog entsprechend verkürzt und abgeschlossen wurde.“* Deswegen wurde sich in erster Linie auf die Umsetzung des betrieblichen Eingliederungsmanagement nach § 84 Abs. 2 SGB IX konzentriert. Die geplante Abschlussevaluation steht indes noch aus. (vgl. Heitland, 2009, S. 6 f)

5. Empirische Ergebnisse

Im Jahre 2008 veröffentlichte der BKK Bundesverband ein systematisches Review zur Wirksamkeit und Nutzen von Interventionen im Rahmen eines betrieblichen Gesundheitsmanagements. Hierfür wurden bereits von anderen Autoren erstellte Reviews - die insgesamt mehr als tausend internationale Studien aus den Jahren 2000 bis 2006 zur arbeitsweltbezogenen Gesundheitsförderung und Prävention beinhalteten - erfasst, wovon 45 dieser Reviews letztendlich in das genannte systematische Review mit einbezogen wurden. Der Hauptfokus lag hierbei u.a. auf Erkenntnissen zu verhaltens- und verhältnispräventiven Maßnahmen zur Förderung der Gesundheit und des Wohlbefindens, sowie der Prävention psychischer Erkrankungen. Auf diese beiden Aspekte soll nun näher eingegangen werden, da sie wichtige Ergebnisse zu in dieser Arbeit bereits beschriebenen Handlungsfelder und Interventionskonzepten liefern. (vgl. Sockoll/Kramer/Bödeker, 2008, S. 7 ff)

Zur Überprüfung der Wirksamkeit von Maßnahmen zur Förderung der Gesundheit und des Wohlbefindens wurden u.a. Programme zur Förderung physischer Aktivität und gesunder Ernährung, Nikotinentwöhnung und Alkoholprävention, sowie Instrumente wie z.B. der Gesundheitszirkel etc. untersucht. Insbesondere bei den verhaltenspräventiven Interventionen zur Steigerung der physischen Aktivität der Mitarbeiter, wie z.B. durch die Einführung von individuellen körperlichen Übungsprogrammen und Sportkursen, zeigte sich dass hierdurch muskoloskelettalen Erkrankungen vorgebeugt und einem Ermüdungs- bzw. Erschöpfungszustand der Beschäftigten entgegengewirkt werden kann. Auf der verhältnispräventiven Ebene können sich bereits Hinweisschilder oder die Bereitstellung von Bewegungs- und Fitnessmöglichkeiten positiv auf die körperliche Aktivität der Mitarbeiter auswirken. Im Rahmen der gesundheitsförderlichen Ernährung konnte nachgewiesen werden, dass ein gesünderes Essensangebot in den Kantinen und Automaten sowie Informationskonzepte wie die Kennzeichnung der Produkte etc. einen Anreiz zur gesünderen Ernährung während der Arbeit bieten. *„(…) [So] lassen sich, wie in kontrollierten Studien gezeigt wurde, mit Hilfe der Maßnahmen der Obst-, Gemüse- und Fettverzehr sowie die Ballaststoffaufnahme von Mitarbeitern signifikant beeinflussen. (…) In Hinblick auf die Wirksamkeit finanzieller Anreize und Bonussysteme gehen die Ergebnisse wiederum weit auseinander. Werden diese jedoch zusammen mit Informationsstrategien eingesetzt, sind sie gegebenenfalls effektiver."*

Für das Ziel der Rauchentwöhnung haben sich sowohl verhaltens-, als auch verhältnispräventive Ansätze als sehr hilfreich herausgestellt. Während gruppentherapeutische Maßnahmen und individuelle Beratungsangebote zu einer Senkung der Raucherprävalenz geführt haben, konnten absolute Rauchverbote in den Betrieben den Zigarettenkonsum der Mitarbeiter während der Arbeitszeit verringern und zudem die Luftqualität deutlich steigern. Zwar wurde noch nicht ermittelt, ob das Konzept „rauchfreier Betrieb" auch eine Auswirkung auf Aufhörraten hat, jedoch sind unter Mitarbeitern eines Betriebes mit einer solchen Regelung deutlich weniger Raucher zu finden. Auch die Anzahl der Teilnehmer von angebotenen Rauchentwöhnungskursen ist relativ gering, jedoch lässt sich die Quote mit der Einführung von finanziellen Anreizen oder Prämien erhöhen. Auch bei der Problematik des Alkoholkonsums kommen sekundärpräventive Interventionen zum Einsatz. Hierbei soll der Vorgesetzte den betroffenen Mitarbeiter mit dem Thema „konstruktiv konfrontieren", d.h. ihn darauf Ansprechen und Hilfsangebote unterbreiten, was auch eine positive Auswirkung auf die Arbeitsleistung des Mitarbeiters hat.

Zu den Gesundheitszirkeln können bislang noch keine guten evidenzbasierte Aussagen getroffen werden. *„Bedingt ist dies nicht etwa durch das Fehlen entsprechender Effekte, sondern durch den Mangel an gezielten, methodisch belastbaren Interventionsstudien. Die verfügbaren Daten sprechen (…) aber dafür, dass Gesundheitszirkel einen erheblichen Beitrag zu ergonomischen, technischen und organisatorischen*

Verbesserungen im Betrieb leisten und dadurch Krankenstände senken, Arbeitszufriedenheit erhöhen sowie die Reduktion psychosozialer Stressoren fördern können." Zudem konnte festgestellt werden, dass der Gesundheitszirkel in den allermeisten Fällen ein von sowohl der Unternehmensführung, als auch von den Arbeitnehmern akzeptiertes Instrument für das betriebliche Gesundheitsmanagement darstellt. (vgl. Sockoll/Kramer/Bödeker, 2008, S. 11 ff)

Bei den Maßnahmen zur Prävention von psychischen Erkrankungen wird insbesondere die Vermeidung von arbeitsbedingten Stressoren fokussiert. Hierbei liegt das Hauptaugenmerk in der Praxis häufig eher auf Interventionen auf individueller statt organisationaler Ebene, da sie als leichter in die Betriebsstruktur integrierbar und kostengünstiger gelten. Als besonders Wirksam zur Reduzierung von Fehlzeiten haben sich dabei zwar Bewegungsprogramme erwiesen, allerdings wird in der wissenschaftlichen Literatur davon ausgegangen, dass Ansätze an der organisationalen Ebene - wie z.B. bei dem Führungsstil, dem Betriebsklima oder der Unternehmenskultur - weitaus wirksamer zur Beseitigung von Stressoren sind, da hier direkt die Quelle der psychischen Erkrankung angegangen werden kann. Zudem profitieren von Ansätzen an z.B. der Arbeitsorganisation auch mehr Arbeitnehmer, indem z.B. verstärkt Feedback gegeben, sowie die Kommunikation und soziale Unterstützung verbessert wird und gleichzeitig Belastungen durch Überstunden, mangelnder Beteiligung an Entscheidungsprozessen, Arbeitsüberlastung und Zeitdruck etc. abgebaut werden. Insofern im Vorfeld eine gründliche Bedarfsanalyse durchgeführt wird, ist die Kombination aus individuellen, verhaltenspräventiven und organisatorischen, verhältnispräventiven Maßnahmen sogar die effektivste Interventionsstrategie zur Vermeidung von psychischen Erkrankungen. Hierdurch konnten die Fehlzeiten reduziert und gleichzeitig das psychische Wohlbefinden der Mitarbeiter erheblich erhöht werden und für diese Effekte im Zusammenhang der kombinierten Maßnahmen sogar noch die höchste Nachhaltigkeit nachgewiesen werden. (vgl. Sockoll/Kramer/Bödeker, 2008, S. 32 f)

Neben der Vielzahl an positiven gesundheitsrelevanten Auswirkungen ist das betriebliche Gesundheitsmanagement auch von betriebswirtschaftlicher Bedeutung. So konnte in den untersuchten internationalen Studien ein durch verschiedene Interventionen hervorgerufener Rückgang der krankheitsbedingten Abwesenheit von bis zu 68,2% festgestellt werden (Durchschnitt: 26,8%). Auch die krankheitsbedingten Kosten reduzierten sich hierdurch um bis zu 50%. Dies macht bereits die Kosteneffektivität eines betrieblichen Gesundheitsmanagements deutlich. So wird in den Studien von einem Kosten-Nutzen-Verhältnis zwischen 1:2,3 und 1:5,9 ausgegangen. Dies bedeutet dass für jeden aufgewendeten US-Dollar zwischen 2,3 und 5,9 Dollar eingespart werden können. Bei den Einsparungen durch die von den Maßnahmen hervorgerufenen geringeren Fehlzeiten beträgt die Einsparungsspanne sogar 2,5 bis 10,1 US-Dollar. Es ist allerdings auch anzumerken, dass es hinsichtlich dieser Werte einen großen Unterschied macht, wie intensiv die Maßnahmen durchgeführt werden. *„Eine (…) Studie verglich [z.B.] vier Betriebe mit unterschiedlich komplexen Interventionen. In der Kontrollgruppe (Betrieb eins) wurde lediglich ein Screening zur Bestimmung des individuellen Risikos der Mitarbeiter ohne Folgeintervention durchgeführt, in Betrieb zwei gab es eine zusätzliche Gesundheitsschulung, Betrieb drei erhielt darüber hinaus eine Beratung und in Betrieb vier fanden außerdem noch betriebsweite Aktionen zum Thema Nichtrauchen statt. Wie sich zeigte, erwiesen sich die Interventionen in den Betrieben drei und vier hinsichtlich der Teilnehmerrekrutierung ca. zehnmal kosteneffektiver und mit Blick auf die Risikoreduzierung und Rückfallprävention ca. fünf- bis sechsmal kosteneffektiver als in Betrieb zwei."* (vgl. Sockoll/Kramer/Bödeker, 2008, S. 58 ff)

6. Fazit und Diskussion

Die bisherigen Ausführungen haben gezeigt, dass das betriebliche Gesundheitsmanagement ein sehr weitreichendes und komplexes Themengebiet ist. Die komplette Dimension dieses Aufgabenfeldes kann aufgrund der individuellen Anforderungen und Umsetzung nicht komplett erfasst und verallgemeinert dargestellt werden. Zwar scheint sich in der Praxis eine gewisse Grundstruktur zum Ablauf etabliert zu haben, was nicht zuletzt auch durch die Handlungsempfehlungen der Krankenkassen oder anderen Institutionen zustande gekommen sein könnte, allerdings müssen die inhaltlichen Aspekte des Gesundheitsmanagements weiterhin an dem Bedarf des jeweiligen Settings und Tätigkeitsfeldes ausgerichtet werden. Hierbei sind allerdings supranational agierende Einrichtungen wie z.B. das Europäische Netzwerk für betriebliche Gesundheitsförderung als sehr positiv zu bewerten, weil der unternehmensübergreifende Erfahrungsaustausch wichtige Hilfestellungen für das eigene Konzept liefern kann.

Da die Arbeitsstätte eines Menschen zu seiner wichtigen Lebensumwelt zählt, in der er viel Zeit verbringt und von der er auch gesundheitlich beeinflusst werden kann, wurde die Public-Health-Relevanz eines betrieblichen Gesundheitsmanagements hierdurch deutlich herausgestellt. Gesundheitsrelevante Maßnahmen, die im Rahmen eines solchen Verfahrens im Betrieb getroffen werden, können somit auch nachhaltige Auswirkungen auf die arbeitsfreie Zeit und die generelle Lebensqualität des Mitarbeiters haben. So könnte dieser hierbei z.B. zu einem gesteigerten Bewegungsverhalten motiviert werden, was er auch nach der Arbeitszeit umsetzt, oder durch Rauchentwöhnungskurse oder sogar Rauchverbote dazu animiert werden, mit dem Rauchen nicht nur während der Arbeit komplett aufzuhören. Somit haben Interventionen im Unternehmen einen weitreichenden Einfluss auf die Gesundheit der Menschen und sogar – wie dargestellt wurde - auf die Krankheitskosten im Gesundheitssystem, da durch präventive und gesundheitsfördernde Maßnahmen die Inanspruchnahme von Leistungen sinkt.

Hierdurch stellt sich allerdings die Frage, ob durch die Verbreitung und Ausweitung des betrieblichen Gesundheitsmanagements nicht auch eine gewisse soziale Ungleichheit vorangetrieben wird, wenn arbeitslose Personen aufgrund ihres Berufsstatus nicht in den Genuss eines systematischen Schutzes vor pathogenen Risiken und der Förderung salutogener Ressourcen kommen. In diesem Sinne wäre allerdings nicht die verstärkt positive Entwicklung der Gesundheitsförderung bei Mitarbeitern zu überdenken, sondern eine Einführung eines gesamtheitlichen, systematischen Gesundheitsmanagements für nicht-berufstätige Menschen zu fordern, auch wenn sich hieraus natürlich eigene Schwierigkeiten z.B. bei der Umsetzung oder der Erreichung einer guten Compliance ergeben könnten. Jedoch ist das Konzept des Gesundheitsmanagements sicherlich auf viele Ebenen übertragbar, was die Vielzahl an unterschiedlichen Settings zeigt. So könnte es z.B. auch in Schulen, für bestimmte Personengruppen wie Migranten, oder sonstigen spezifischen Risikogruppen – für die bislang zumeist vereinzelte präventive oder gesundheitsförderliche Maßnahmen durchgeführt werden - zum Einsatz kommen und muss sich somit nicht zwangsläufig nur auf die Arbeitswelt konzentrieren. Dies würde den gesundheitswissenschaftlichen Ansatz der Thematik weiter verstärken.

Die eingangs gestellte Frage zum Nutzen eines betrieblichen Gesundheitsmanagement und die These, dass es Vorteile für sowohl die Beschäftigten, als auch das Unternehmen mit sich bringt, kann nicht generalisiert und objektiv beantwortet werden. Es konnte dargestellt werden, dass die Implementierung eines Gesundheitsmanagements allgemein eine ganze Reihe von positiven Effekten für alle Beteiligten zur Folge haben kann. Die Voraussetzung hierfür ist allerdings, dass die dahinterstehende Philosophie auch „gelebt" wird und idealerweise in die Unternehmensleitbilder integriert wird. Zudem sollten vorher klare Ziele definiert werden, nach denen sich der – unter den Betrieben differenzieren-

de - Erfolgsmaßstab richtet. Eine gründliche Bedarfsanalyse und Maßnahmenplanung im Vorfeld der Durchführung von Interventionen ist eine
unabdingbare Anforderung für die Wirksamkeit der Gesundheitsförderung und Prävention im Unternehmen. Jedoch macht es insbesondere
für kleinere Unternehmen häufig kaum Sinn, ein solches System einzu-
führen, da es hier durch erhöhten Arbeitsaufwand, zu hohe Kosten,
Mangel an Anonymität bzw. Datenschutz etc. sogar zu Nachteilen für
den Betrieb und die Mitarbeiter kommen kann. Ein betriebliches Gesundheitsmanagement ist also nicht immer in jedem Fall effizient. Wenn
jedoch die individuellen Anforderungen beachtet und eine professionelle
Umsetzung gelingt, können alle Akteure dadurch einen positiven Nutzen
erzielen.

Ausblickend bin ich der Meinung, dass sich das betriebliche Gesundheitsmanagement in Deutschland auf einem guten Weg befindet. Viele
große Konzerne haben es bereits eingeführt oder planen dieses, der
Bekanntheitsgrad steigt nicht zuletzt aufgrund der vielen Positivbeispiele
und sogar von Landes- und Bundesministerien wird die Implementierung für den öffentlichen Dienst angeordnet. Zudem sind die Krankenkassen durch die §§ 20 und 20a SGB V inzwischen auch verpflichtet,
den Aufbau eines Gesundheitsmanagements in Unternehmen finanziell
und fachlich zu unterstützten. Insofern weitere Leitlinien für die effektive
Umsetzung entwickelt werden und sich sowohl von Seiten der Politik,
als auch der Wirtschaft für eine weitere Verbreitung und Bekanntmach-
ung des betrieblichen Gesundheitsmanagements engagiert wird, könnte
die Gesundheitsförderung und Krankheitsprävention schon bald zum
Arbeitsalltag der Menschen gehören. Dies sollte auch im Sinne der verantwortlichen Akteure sein, denn von einem produktiven, motivierten
und gesunden Mitarbeiter profitieren alle Beteiligten.

LITERATURVERZEICHNIS

Badura, Bernhard; Wolfgang **Ritter**; Michael **Scherf** (1999): *Betriebliches Gesundheitsmanagement : Ein Leitfaden für die Praxis*. Berlin: Edition Sigma

Bamberg, Eva; Antje **Ducki**; Anna-Marie **Metz** (1998): *Handlungsbedingungen und Grundlagen der betrieblichen Gesundheitsförderung*. In: Bamberg, Eva et al. (Hrsg.): Handbuch Betriebliche Gesundheitsförderung. Göttingen: Verlag für Angewandte Psychologie, S. 17-36

Bamberg, Eva; Monika **Keller**; Claudia **Wohlert**; Annett **Zeh** (2006): BGW-Stresskonzept : Das arbeitspsychologische Stressmodell. Hamburg: Berufsgenossenschaft für Gesundheitsdienst und Wohlfahrtspflege

Bengel, Jürgen; Regine **Strittmatter**; Hildegard **Willmann** (2001): *Was erhält Menschen Gesund? Antonovskys Modell der Salutogenese*. Band 6. Köln: Bundeszentrale für gesundheitliche Aufklärung

BKK Bundesverband (1999): *Qualitätskriterien für die betriebliche Gesundheitsförderung*. Essen

BKK Bundesverband (2008): *Wettbewerbsvorteil Gesundheit : Kosten arbeitsbedingter Erkrankungen und Frühberentung in Deutschland*. Essen

Bundesanstalt für Arbeitsschutz und Arbeitsmedizin (2009): *Volkswirtschaftliche Kosten durch Arbeitsunfähigkeit 2007*. Dortmund

Ducki, Antje (1998): *Allgemeine Prozeßmerkmale betrieblicher Gesundheitsförderung*. In: Bamberg, Eva et al. (Hrsg.): Handbuch Betriebliche Gesundheitsförderung. Göttingen: Verlag für Angewandte Psychologie, S. 135-143

Europäisches Netzwerk für betriebliche Gesundheitsförderung (2007): *Luxemburger Deklaration zur betrieblichen Gesundheitsförderung in der Europäischen Union*. Version 2007. Luxemburg

Fürwentsches, Anne; Dieter **Feulner** (2005): *Betriebliches Gesundheitsmanagement in Logistikzentren am Beispiel der REWE AG Hungen*. Karlsruhe: Motio Verbund GmbH

Gerdes, Mechthild (2007): *Praxis betrieblicher Gesundheitsförderung an Hochschulen*. Magisterarbeit. München: Grin Verlag

Giesert, Marianne; Cornelia **Wendt** (2007): *Handlungsleitfaden für ein Betriebliches Eingliederungsmanagement*. Düsseldorf: DGB Bildungswerk e.V.

GKV-Spitzenverband (2008): *Leitfaden Prävention : Gemeinsame und einheitliche Handlungsfelder und Kriterien der Spitzenverbände der Krankenkassen zur Umsetzung von §§ 20 und 20a SGB V vom 21. Juni 2000 in der Fassung vom 2. Juni 2008.* Bergisch Gladbach: IKK-Bundesverband

Heitland, Hendrik (2009): *Praktikumsbericht über die Durchführung des Praxissemesters im betrieblichen Gesundheitsmanagement der Justizvollzugsanstalt Oldenburg vom 28.07.2008 bis 28.02.2009.* Bremen

Hetzel, Christian et al. (2005): *Mitarbeiter krank – was tun!? : Informationen und Handlungsempfehlungen zum betrieblichen Eingliederungsmanagement nach § 84 Abs. 2 Sozialgesetzbuch IX.* Köln: Institut für Qualitätssicherung in Prävention und Rehabilitation

Hurrelmann, Klaus (2003): *Gesundheitssoziologie : Eine Einführung in sozialwissenschaftliche Theorien von Krankheitsprävention und Gesundheitsförderung.* 5. Auflage. Weinheim: Juventa Verlag

Janssen, Philip; Michael **Kentner**; Carsten **Rockholtz** (2004): *Balanced Scorecard und betriebliches Gesundheitsmanagement : Den Unternehmenserfolg steigern durch die effiziente Steuerung der Humanressourcen.* In: Meifert, Matthias; Mathias Kesting (Hrsg.): Gesundheitsmanagement im Unternehmen : Konzepte, Praxis, Perspektiven. Heidelberg: Springer-Verlag, S. 41-56

Landschaftsverband Rheinland (2007): *Handlungsempfehlungen zum Betrieblichen Eingliederungsmanagement.* 2. Auflage. Köln

Lasshofer, Linda (2006): *Betriebliches Gesundheitsmanagement und Salutogenese : Ressourcen erfolgreich nutzen und aufbauen.* Saarbrücken: VDM Verlag

Lenhardt, Uwe (1997): *Zehn Jahre „Betriebliche Gesundheitsförderung" : Eine Bilanz.* Berlin: Wissenschaftszentrum Berlin für Sozialforschung

Meifert, Matthias; Mathias **Kesting** (2004a): *Gesundheitsmanagement : Ein unternehmerisches Thema?* In: Meifert, Matthias; Mathias Kesting (Hrsg.): Gesundheitsmanagement im Unternehmen : Konzepte, Praxis, Perspektiven. Heidelberg: Springer-Verlag, S. 3-13

Meifert, Matthias; Mathias **Kesting** (2004b): *Strategien zur Implementierung des Gesundheitsmanagements im Unternehmen.* In: Meifert, Matthias; Mathias Kesting (Hrsg.): Gesundheitsmanagement im Unternehmen : Konzepte, Praxis, Perspektiven. Heidelberg: Springer-Verlag, S. 29-39

Packebusch, Lutz (2008): *Prävention : human und effizient.* In: Giesert, Marianne (Hrsg.): Prävention : Pflicht & Kür. Hamburg: VSA-Verlag, S. 11-17

Pieper, Ralf; Bernd-Jürgen **Vorath** (2005): *Handbuch Arbeitsschutz : Sicherheit und Gesundheitsschutz im Betrieb.* 2. Auflage. Frankfurt a.M.: Bund-Verlag

Pohl, Esengül (2009): *Betriebliches Gesundheitsmanagement im LVR-Klinikum Essen.* Essen: Landschaftsverband Rheinland

Siebert, Diana; Thomas **Hartmann** (2008): *Basiswissen Gesundheitsförderung : Historische Entwicklung und gesetzliche Grundlagen der Gesundheitsförderung.* 2. Auflage. Magdeburg

Sockoll, Ina; Ina **Kramer**; Wolfgang **Bödeker** (2008): *Wirksamkeit und Nutzen betrieblicher Gesundheitsförderung und Prävention : Zusammenstellung der wissenschaftlichen Evidenz 2000 bis 2006.* 1. Auflage. Essen: BKK Bundesverband

Wienemann, Elisabeth; Frank **Wattendorff** (2008): *Integriertes Betriebliches Gesundheitsmanagement : Einführung ins BGM.* Hannover

World Health Organization (2006): *Constitution of the World Health Organization.* 45. Auflage. New York

Zentrum für wissenschaftliche Weiterbildung an der Universität Biele-feld (2008): *Betriebliches Gesundheitsmanagement : Qualifizierung an der Universität Bielefeld.* Bielefeld